Deutsche Morbus Crohn/Colitis ulcerosa
Vereinigung – DCCV – e.V. (Hrsg.)
Morbus Crohn & Colitis ulcerosa

Deutsche Morbus Crohn/Colitis ulcerosa
Vereinigung – DCCV – e. V. (Hrsg.)

Morbus Crohn & Colitis ulcerosa

Leben wie ich will

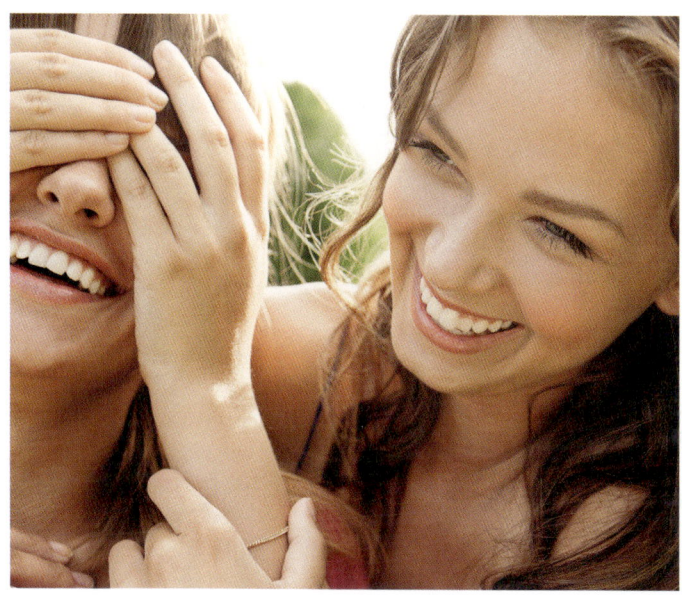

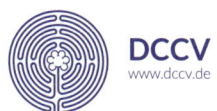

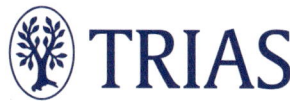

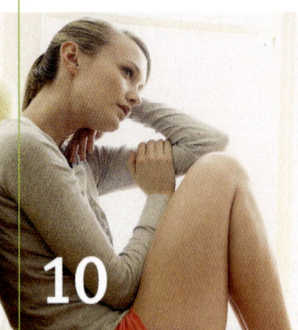

10

Was habe ich da?

Bauchgrummeln, Kneifen, Krämpfe – das hat jeder Mensch einmal. Bleiben die Symptome aber hartnäckig und schränken Sie Ihre Lebensqualität ein, sollten Sie ihnen auf den Grund gehen. Unser Verdauungssystem ist ein wunderbares Puzzle aus verschiedenen Organen mit speziellen Funktionen. Der Weg vom Mund zum After allein ist sieben bis neun Meter lang. So sorgt das Verdauungssystem dafür, dass unser Körper mit allen wichtigen Nährstoffen versorgt wird. Lesen Sie, wie eine chronisch entzündliche Darmerkrankung Teile des Verdauungssystems verändert – und was die Folgen sind. Was sind die Symptome? Was steckt dahinter? Erfahren Sie, was die Wissenschaft darüber weiß, welche Faktoren (vielleicht) eine CED oder einen Schub auslösen – die Umwelt, genetische Einflüsse, Stress? So können Sie sich besser darauf einstellen, was Sie erwartet und mit über die Therapie entscheiden.

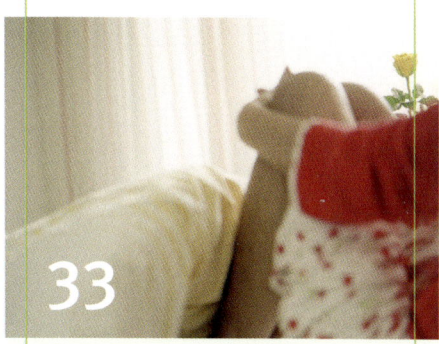

33

Was mache ich jetzt?

Die Diagnose steht. Der erste Schreck verdaut. Nun geht es darum, mit Ihren Ärzten die für Sie richtige Therapie zu finden. Und meist muss auch nicht sofort operiert werden: Die Medizin bietet viele Medikamente, mit der sich eine CED behandeln lässt. Erfahren Sie, was gut für Sie ist beim akuten Schub und in der Ruhephase. Welche Komplikationen eine CED entwickeln kann und was Sie am besten dagegen tun können. Auch komplementäre Verfahren und Psychotherapie können Pfeiler der Behandlung sein. Sie helfen dabei, Symptome zu lindern und den Alltag mit der Krankheit besser zu bewältigen. Gleichwohl: Manchmal ist eine Operation doch der beste Weg. Lesen Sie, warum Sie keine Angst vor dem Leben danach haben sollten und wie Sie erkennen, ob Sie die für Sie beste Therapie erhalten. Oder ob Sie sonst noch etwas für Ihr Wohlbefinden tun können.

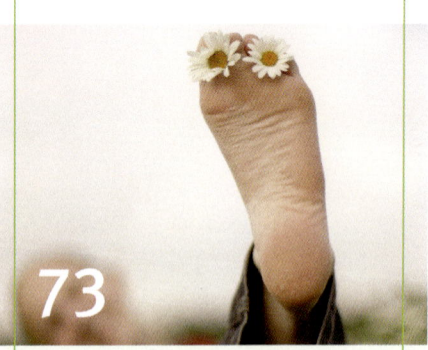

73

Ich gestalte mein Leben

Sie haben es in Ihrer Hand! Nehmen Sie das Leben wieder auf und werden Sie aktiv. Lesen Sie, wie Sie mit der richtigen Ernährung stabil bleiben können – und wie Sie Lebensmittelunverträglichkeiten erkennen. Lernen Sie, wie Sie Mangelzustände vermeiden – und dauerhaft gesund bleiben. Lassen Sie sich zeigen, wie Sie das Genießen wieder lernen – sofern Sie es überhaupt vergessen haben. Und vor allem: Gönnen Sie sich zwischendurch kleine Oasen der Ruhe. Aber alles bitte ohne Zigaretten! Dann sind da noch die kleinen Tipps für den Alltag: Wie bauen Sie die Therapie reibungslos in den Alltag ein? Wie gehen Sie mit Durchfällen oder Schmerzen um? Und lassen Sie sich sagen, dass es gemeinsam doch besser geht – Selbsthilfegruppen sind eine gute Anlaufstelle. Außerdem finden Sie hilfreiche Anregungen und Hinweise für sozialrechtliche Fragen sowie für Schule und Beruf.

Liebe Leserin, lieber Leser,

mit diesem Buch erhalten diejenigen, die sich mit dem Thema »chronisch entzündliche Darmerkrankungen« (CED) auseinandersetzen wollen oder müssen, viele Grundlageninformationen.

In der gleichen Situation waren ich und meine Familie vor einigen Jahren auch. Ich habe schnell gemerkt: Es ist nicht gut, mit einer Krankheit allein zu sein, die nur die wenigsten Menschen kennen. Beratung und Information in solchen Fällen bietet die Selbsthilfeorganisation der CED-Betroffenen, die Deutsche Morbus Crohn/Colitis ulcerosa Vereinigung (DCCV).

Informierte Betroffene können besser mit der Erkrankung umgehen und leichter verloren geglaubte Lebensqualität zurückgewinnen. Außerdem können sie durch ihre Informationen gemeinsam mit dem Arzt aktiv die Behandlung beeinflussen. Gerade diese gemeinsame Entscheidung zu Therapieoptionen macht Menschen mit CED nicht unbedingt zu »leichten« Patienten, ermöglicht aber eine bessere Verarbeitung der Krankheit und eine gewissenhaftere Umsetzung von Therapieentscheidungen.

Darum freue ich mich, dass dieses aus der Kooperation mit dem Kompetenznetz Darmerkrankungen hervorgegangene Buch nun bereits in einer zweiten, aktualisierten Auflage erscheinen kann. Ich danke den ärztlichen Autoren, die ihre Fachkompetenz wieder zur Verfügung gestellt haben. Ich danke auch den Mitarbeitern und Betroffenen der DCCV, die ihre Erfahrung als Betroffene und mit Betroffenen eingebracht haben. Dadurch ist sichergestellt, dass in diesem Buch neben der medizinischen Expertise die Sicht der Betroffenen angemessen vertreten ist.

Ich wünsche Ihnen eine informative Lektüre und dass Sie die Erfahrung machen: Sie sind nicht allein mit der CED!

Ditmar Lümmen
Vorsitzender der DCCV

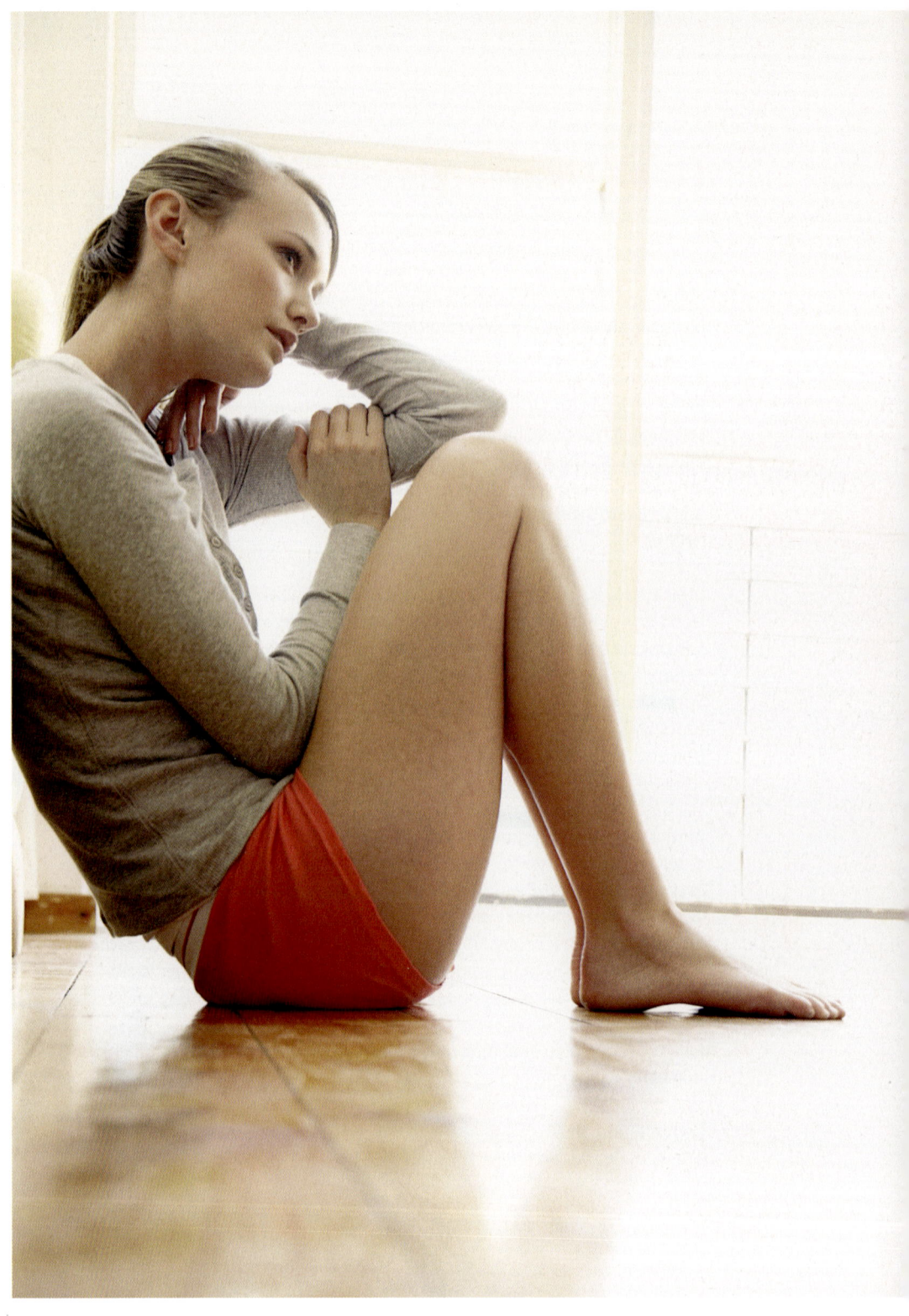

Teil 1:
Ursachen und Diagnose

Wer die Diagnose CED erhält, hat viele Fragen. Was ist das? Was kommt auf mich zu? Was ist die beste Behandlung? Werden Sie Experte in eigener Sache! So können Sie mit Ihrem Arzt auf Augenhöhe über die CED sprechen und über die beste Therapie mit entscheiden.

Ein Blick in unser Verdauungssystem

Prof. Dr. Dr. G. Rogler, Zürich

Morbus Crohn und Colitis ulcerosa – sie haben einiges gemein, anderes unterscheidet sie. Beide Erkrankungen aber betreffen auch den Darm. Lesen Sie, wie der Verdauungstrakt des Menschen aufgebaut ist, wie sich die Erkrankungen zeigen. Und auch: Was sind mögliche Gründe dafür, dass die CED aufgetreten ist? Sagen Sie sich: Wissen macht sicherer.

Morbus Crohn und Colitis ulcerosa sind Erkrankungen, die den Verdauungstrakt befallen. Um zu verstehen, was dabei im Körper »passiert«, ist es also wichtig, Aufbau und Funktionsweise des menschlichen Verdauungssystems kennenzulernen und zu verstehen. Werfen wir also erst einmal einen Blick in unser Inneres. Ein sieben bis neun Meter langer Muskelschlauch, der vom Mund bis zum After reicht, ist an der Verdauung Ihrer Nahrung beteiligt. Er nimmt das Essen auf und zerlegt es auf seinem Weg durch den Körper in die einzelnen Bestandteile. Nährstoffe gelangen in Ihr Blut, unverdauliche Reste werden ausgeschieden.

Die Verdauung beginnt bereits in Ihrem Mund. Hier wird die Nahrung durch Kauen zerkleinert und mit Speichel vermischt, angefeuchtet und mithilfe von Enzymen (u. a. Amylase) teilweise vorverdaut. Wird der Nahrungsbrei (Chymus) heruntergeschluckt, gelangt er zunächst in die Speiseröhre, den Ösophagus. Das ist ein elastischer Muskelschlauch, dessen Wand sich in Wellen rhythmisch bewegt und den Nahrungsbrei nach unten in den Magen schiebt. Dort wird dieser mit Magensaft vermischt, der aus Säure, Schleim und verschiedenen Verdauungsenzymen besteht. Durch den Magensaft wird der Nahrungsbrei in noch kleinere Bestandteile zerlegt. Die Eiweiß- und Fettaufspaltung setzt ein.

Von Ihrem Magen gelangt die Nahrungsmasse schließlich portionsweise in den Dünndarm. Hier findet der wesentliche Teil der Verdauung statt. Der Dünndarm ist drei bis fünf Meter lang. Im ersten Dünndarmabschnitt, dem Zwölffingerdarm (Duodenum) wird der Brei zusätzlich mit den Verdauungsenzymen aus der Bauchspeicheldrüse (Pankreas) und Galle aus der Leber vermischt. Auch die Gallensäuren tragen zur Verdauung bei. Sie verteilen die nicht wasserlöslichen Fette, um sie für den Körper »brauchbar« zu machen. Die Wirkstoffe dieser Säfte zerlegen Eiweiße, Zucker (Kohlenhydrate) und Fette in kleinste Einheiten – so kann der Körper sie im weiteren Verlauf besser aufnehmen (resorbieren).

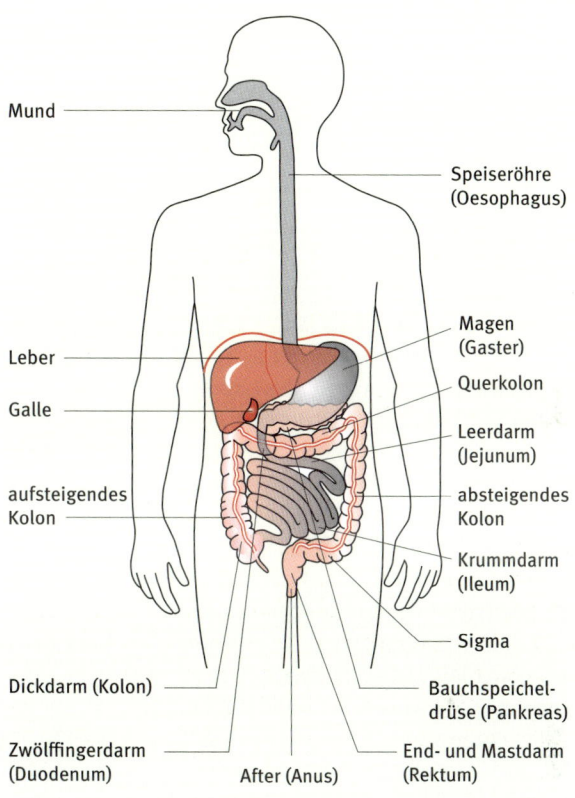

Mund

Speiseröhre
(Oesophagus)

Magen
(Gaster)

Leber

Querkolon

Galle

Leerdarm
(Jejunum)

aufsteigendes
Kolon

absteigendes
Kolon

Krummdarm
(Ileum)

Sigma

Dickdarm (Kolon)

Bauchspeichel-
drüse (Pankreas)

▶ Der gesamte Verdauungs-
trakt zieht sich vom Mund
bis zum After.

Zwölffingerdarm
(Duodenum)

After (Anus)

End- und Mastdarm
(Rektum)

Durch wellenartige Bewegungen Ihres Darmes bewegt sich die Nahrungsmasse weiter voran. Der auf den Zwölffingerdarm folgende Abschnitt des Dünndarms trägt den Namen Leerdarm (Jejunum). Der Teil des Darms nimmt Fette, die fettlöslichen Vitamine A, D, E und K sowie Abbauprodukte von Eiweißen, Kohlenhydraten und Spurenelemente über die Darmschleimhaut in den Körper auf. Ist er entzündet, kann das die Aufnahme von Vitaminen und anderen Nahrungsbestandteilen stören. Was von der Nahrung jetzt noch übrig geblieben ist, gelangt in den Krummdarm (Ileum). Er nimmt Vitamin B_{12} und Gallensäuren in den Körper auf. Am Ende des Dünndarms (terminales Ileum), geht der Dünn- in den Dickdarm über. Das ist auch die Stelle, an der üblicherweise der Blinddarm hängt. Diese Stelle heißt »Zökum«.

Die Hauptaufgabe Ihres Dickdarms besteht darin, Wasser und Mineralien aus dem Stuhl aufzunehmen. Denn der Stuhl ist bei Übertritt vom Dünn- in den Dickdarm noch relativ flüssig. Der Dickdarm dickt den Stuhl ein und härtet ihn dadurch. Nach Passage durch das Sigma (Kolon sigmoideum – es heißt so, weil es leicht s-förmig gebogen ist) gelangt der Stuhl schließlich in den Enddarm (Rektum). Dort wird er durch Druck geformt und in einem Reservoir zurückgehalten, das sich dann beim Stuhlgang entleert.

CED: Was steckt dahinter?

Morbus Crohn und Colitis ulcerosa sind zwei Erkrankungen, bei denen als Hauptmerkmal eine chronische Entzündung der Darmschleimhaut auftritt. Die Ursachen dafür sind bis heute im Wesentlichen ungeklärt. Besonders häufig sind junge Erwachsene zwischen dem 15. und 30. Lebensjahr betroffen, doch auch Kinder erkranken. Morbus Crohn und Colitis ulcerosa haben Gemeinsamkeiten, die es manchmal schwer machen, sie zu unterscheiden. Gleichzeitig haben sie auch ganz spezifische Merkmale, die sie klar voneinander abgrenzen.

Colitis ulcerosa

Die Colitis ulcerosa (Dickdarmentzündung mit Geschwüren der Darmschleimhaut) ist auf den Dickdarm beschränkt und befällt dort die oberflächlichen Schichten der Darmwand. Der Dickdarm, der aus dem eigentlichen Kolon, dem Sigma und dem Enddarm besteht und wie ein umgekehrtes »U« in der Bauchhöhle liegt, ist etwa 1,5 Meter lang. Bei der Colitis ulcerosa ist der Enddarm meist am stärksten befallen, in Richtung Dünndarm nimmt der Befall ab.

Was bedeutet die Endung »-itis«? Die Endung »-itis« an Worten wie Colitis oder Sigmoiditis bezeichnet eine Entzündung in diesem Bereich des Darmes. Eine Colitis ist eine Entzündung des Kolons, also des Dickdarms. Bei der Ileitis handelt es sich um eine Entzündung des Ileums, des unteren Abschnitt des Dünndarms. Eine Duodenitis schließlich beschreibt eine Entzündung des oberen Abschnittes des Dünndarms, des Zwölffingerdarms.

Morbus Crohn

Im Gegensatz zur Colitis ulcerosa können beim Morbus Crohn alle Bereiche des Magen-Darm-Traktes – von der Mundhöhle bis zum After – befallen und damit entzündet sein. Die Entzündungen sind meist abschnittsweise zu finden. Je nachdem, welche Darmregion betroffen ist, spricht man bisweilen von einer Ileitis Crohn – dann ist der untere Dünndarmabschnitt, das Ileum betroffen – oder aber von einer Colitis Crohn oder Colitis granulomatosa, wenn ausschließlich der Dickdarm befallen ist. Bei der Ileocolitis Crohn sind gleichzeitig Dick- und Dünndarm betroffen. Selten gibt es beim Morbus Crohn auch Entzündungsherde in der Speiseröhre oder im Magen. Man spricht dann von einer Beteiligung des oberen Magen-Darm-Traktes. Sie äußert sich in Schluckbeschwerden und Magenschmerzen und benötigt eine besondere Behandlung.

Ist der gesamte Magen-Darm-Trakt entzündet, spricht man von einer Enteritis Crohn. Wenn nur die Dickdarmschleimhaut entzündet ist, können die Ärzte manchmal nicht eindeutig zwischen Morbus Crohn und Colitis ulcerosa unterscheiden. In diesem Fall sprechen sie von einer Colitis indeterminata, also von einer noch nicht festlegbaren Entzündung der Dickdarmschleimhaut. Die Colitis indeterminata ist jedoch keine eigenständige Erkrankung.

WISSEN

Burril B. Crohn

Der Morbus Crohn (Morbus = Krankheit) wurde nach seinem Entdecker, dem US-amerikanischen Magen-Darm-Spezialisten Burril B. Crohn benannt. 1932 beschrieben er und seine Kollegen Leon Ginzburg und Gordon D. Oppenheimer erstmals ein eigenständiges Krankheitsbild. Nach ihm wurde die Erkrankung benannt (auch Crohn-Krankheit).

Was sind die Krankheitszeichen?

Beide Erkrankungen des Darmes gehen einher mit allgemeinen Symptomen wie Müdigkeit, Abgeschlagenheit, Appetit- und Gewichtsverlust sowie in seltenen Fällen Fieber. Daneben können typische Symptome auftreten, etwa gehäufte Stuhlgänge, die Blut oder Schleim enthalten, bis hin zu schwerem Durchfall. Vor allem bei Morbus Crohn treten im Anfangsstadium Bauchschmerzen auf, die manchmal von einem bestimmten Punkt ausstrahlen, aber ebenso den ganzen Bauchraum erfassen. Diese Schmerzen können sowohl krampfartig als auch dauerhaft dumpf sein. Viele Betroffene müssen sich erbrechen oder leiden unter lang andauernder Übelkeit.

Wegen der Entzündung, besonders des Dickdarms, kann der Darm Blut verlieren. Mit dem Blut geht dem Körper auch Eisen verloren. Es kommt zu einer Eisenverarmung und damit zu einer eingeschränkten Neubildung des Blutes (s. Seite 52). Eisen ist für das Knochenmark ein notwendiger Baustein zur Blutneubildung.

Symptome, die eine Colitis ulcerosa oder ein Morbus Crohn verursachen, können außerhalb des Darmes an nahezu allen Stellen des Organismus auftreten (s. Seite 44). Viele Betroffene klagen über Gelenkschmerzen, über Entzündungen der Gelenke oder der Beckenknochen. Entzündete Gelenke können geschwol-

13

len, überwärmt oder bewegungseingeschränkt sein. Die Haut kann ebenfalls mit betroffen sein, es kommt unter Umständen zu Augenproblemen oder zur Mitbeteiligung der Gallenwege. Die Lunge, aber auch die Niere und andere Organe können bei chronisch entzündlichen Darmerkrankungen beteiligt sein und verursachen dann die unterschiedlichsten Symptome.

Typische Symptome der Colitis

Die Colitis ulcerosa verläuft meist schubweise: Phasen der Beschwerdefreiheit wechseln sich mit Phasen der akuten Entzündung ab. Ein akuter Schub der Colitis ulcerosa ist durch starke Durchfälle, die mit Blut oder Schleim vermischt sind, gekennzeichnet. Die Schwere der Durchfälle hängt davon ab, wie aktiv die Entzündung und wie viel Dickdarm betroffen ist. Ist

WISSEN

Machen Sie sich nicht zu viele Sorgen!

Wie sich eine chronisch entzündliche Darmerkrankung bemerkbar macht, kann sehr unterschiedlich sein. Klären Sie alle aufkommenden Fragen mit dem Arzt Ihres Vertrauens ab und wenden Sie sich an eine Selbsthilfegruppe (s. S. 89), um Kontakte mit anderen Betroffenen aufzunehmen. Stecken Sie nicht gleich den Kopf in den Sand: Es müssen bei Ihnen nicht alle Symptome auftreten, die möglich sind!

der gesamte Dickdarm betroffen, können die Durchfälle sehr stark sein. Der Wasser- und Blutverlust kann mit Gewichtsabnahme und Fieber einhergehen. Aber auch wenn nur die Endabschnitte des Kolons (Sigma oder Rektum) betroffen sind, können schwere Durchfälle mit Blutauflagerung auftreten. Die Entleerungen des Darmes sind meist mit heftigen Bauchschmerzen verbunden.

Typische Symptome des Crohn

Auch der Morbus Crohn verläuft in der Regel schubweise: Phasen mit geringen oder gar keinen Beschwerden wechseln sich mit Zeiten heftiger Beschwerden ab. Sowohl Speiseröhren, Magen, Dünn- als auch Dickdarm können entzündet sein. Ist der Dickdarm nicht mit betroffen, bleiben »typische Darmsymptome«, etwa Durchfälle, teilweise aus. In vielen Fällen werden uncharakteristische Bauchschmerzen (vor allem im rechten Unterbauch) als erstes Symptom beobachtet. Manchmal kommt es deshalb zu der Fehldiagnose »Blinddarmentzündung«. Betroffene verlieren häufig Gewicht, da sie unter ernährungsbedingten Mangelerscheinungen leiden. Sie sind vor allem die Folge einer gestörten Aufnahme von Gallensäuren und anderer Verbindungen im Endabschnitt des Dünndarms, der am häufigsten entzündet ist (s. Seite 44).

An betroffenen Darmabschnitten können sich Vernarbungen bilden. Engstellen (Stenosen) sind die Folge. Auch Fisteln treten auf. Fisteln sind gangartige Verbindungen zwischen z. B. Darmschlingen und der Haut oder dem Enddarm und der Haut. Sie können aber auch aus dem Darm in die Harnblase oder bei Frauen in die Scheide wachsen. Dort können sie schwere Entzündungen verursachen, da über sie Stuhl in die Organe eindringt.

Sie sehen, wie viele unterschiedliche Symptome die Erkrankungen haben. Deshalb kann es keine Standarduntersuchung und auch keine Standardtherapie für Morbus Crohn und Colitis ulcerosa geben. Unter-

suchungsmethoden und die Therapieformen müssen auf die jeweilige Ausprägung der Krankheit abgestimmt sein. Für die besonderen Verlaufsformen allerdings gibt es gut etablierte Therapiestandards. Sie finden sich auch in den Leitlinien der Deutschen Gesellschaft für Verdauungs- und Stoffwechselkrankheiten.

Unabhängig davon, ist Ihr erster und bester Ansprechpartner für Fragen Ihr Facharzt. Er kennt die aktuellsten Therapien und kann Sie gut beraten.

Wieso bin gerade ich betroffen?

Trotz zahlloser Untersuchungen und großer Anstrengungen, der Ursache chronisch entzündlicher Darmerkrankungen auf die Schliche zu kommen, sind die eigentlichen Ursachen von Colitis ulcerosa und Morbus Crohn noch immer nicht völlig geklärt. Es ist jedoch wahrscheinlich, dass die chronisch wiederkehrenden Episoden einer Entzündung im Darmtrakt darauf zurückzuführen sind, dass Umweltfaktoren und eine genetische Prädisposition, also »Anfälligkeit«, zusammenwirken.

Risiko-Gen: Erhöhte Anfälligkeit

Eineiige Zwillinge haben ein Risiko von etwa 50 Prozent, selbst einen Morbus Crohn zu bekommen, wenn der andere Zwilling erkrankt ist. Das zeigt, dass Gene eine Rolle bei der Entstehung der Krank-

heit spielen müssen. Dieselben Gene, die beide Zwillinge haben, bedingen also, dass häufig beide erkranken. Der Befund zeigt aber gleichzeitig auch: Weitere Faktoren aus der Umwelt müssen eine Rolle spielen, sonst wären ja immer beide Zwillinge erkrankt. Die Vermutung war deshalb schon lange: Es gibt ein genetisches Risiko, eine chronische Darmentzündung zu entwickeln. Aber: Klar war auch, dass nicht eine Gen-Veränderung das Risiko ausmacht, sondern dass es mehrere oder gar viele sein müssen.

In der Zwischenzeit konnten mehr als 140 »Risikogene« identifiziert werden. Einige sind typisch für den Morbus Crohn, einige typisch für die Colitis ulcerosa. Weitere wiederum stellen ein Risiko für beide Erkrankungen dar und einige sind auch Risikofaktoren für andere entzündliche Erkrankungen wie Rheuma. So oder

WISSEN

Welche Rolle spielen die Gene?

Mittlerweile sind einige Gene für das CED-Risiko identifiziert. Was aber nicht automatisch heißt, dass man nun »alles« weiß. Wie komplex die Angelegenheit ist, zeigt ein Beispiel: Lange haben Forscher versucht, die Risikogene zu finden. Im Jahr 2001 konnten sie das erste Risiko-Gen für den Morbus Crohn identifizieren – das sogenannte NOD2-Gen. Veränderungen in diesem Gen führen zu einer vierfach erhöhten Anfälligkeit, diese Erkrankung zu entwickeln. Allerdings weisen auch etwa zehn Pro-

zent der nicht betroffenen Bevölkerung Veränderungen im dem NOD2-Gen auf – ohne zu erkranken. Forscher schätzen, dass NOD2-Genveränderungen möglicherweise bei etwas mehr als 20 Prozent aller Morbus-Crohn-Betroffenen in Deutschland eine ursächliche Rolle spielen. In Japan hingegen kommen Veränderungen im NOD2-Gen überhaupt nicht vor. Offensichtlich kann also ein Morbus Crohn entstehen, ohne dass dieses »Risiko-Gen« vorhanden ist.

so – ein »Gen-Test« macht keinen Sinn: Diese genetischen Neigungen oder Risiken können vorhanden sein, ohne dass eine Erkrankung eintritt. Das ist sogar bei den meisten Menschen der Fall. Es müssen demnach noch andere Faktoren hinzukommen, die bis heute nicht eindeutig bekannt sind.

Umweltfaktoren

Welche Umweltfaktoren zum Ausbruch eines Morbus Crohn oder einer Colitis ulcerosa führen, ist letztlich noch unklar. Verschiedene Untersuchungen befassten sich mit dem Einfluss von Viren, Bakterien, veränderter Nahrungsaufnahme oder Nahrungszusätzen sowie Störungen der körpereigenen Immunabwehr. Denn: Viele dieser Faktoren beeinflussen die Zusammensetzung unserer Darmflora –

also die natürliche Besiedlung des Darmes mit Bakterien. Unser Verhältnis zu dieser Darmflora spielt sicher eine wichtige Rolle für die Krankheitsentstehung: Ohne Bakterien im Darm gäbe es chronische Darmentzündungen nicht. Andererseits sind Darmbakterien für uns wichtig und leisten Beiträge zur Verdauung und Verwertung der Nahrung. In Zukunft wird es wichtig sein, zu lernen, wie andere Umweltfaktoren (z. B. Antibiotika, Nahrungszusätze), ja überhaupt unsere Ernährung, die Darmflora beeinflussen. Neuere Therapieansätze versuchen bereits, dieses Wissen aufzugreifen.

Wir haben in den vergangenen Jahren viel über Faktoren gelernt, die zur Entstehung chronischer Darmentzündungen beitragen. Bis heute gibt es dennoch keine abschließende Erklärung. Morbus Crohn und Colitis ulcerosa treten in der westlichen

Welt und in Ländern mit hohen Hygiene-standards häufiger auf als in anderen Regionen der Welt. Das macht es unwahr-scheinlich, dass chronisch entzündliche Darmerkrankungen allein auf einer bakte-riellen oder viralen Entzündung (Infek-tion) beruhen. Sind die hygienischen Stan-dards schlechter, scheinen der Morbus Crohn und die Colitis ulcerosa seltener zu sein. Untersuchungen deuten darauf hin, dass eine übertriebene Hygiene in der Kindheit die Neigung erhöht, chro-nisch entzündliche Darmerkrankungen zu entwickeln. Kinder aus Sorge vor Darm-entzündungen vor jedem Schmutz fern zu halten, wäre demnach völlig falsch.

Negativer Stress

Die Rolle psychologischer Faktoren ist umstritten. Zu beobachten ist jedoch, dass psychischer Stress unter bestimmten Um-ständen einen akuten Entzündungsschub oder eine Verschlechterung einer bereits vorhandenen chronisch entzündlichen Darmerkrankung auslösen kann. Er ist je-doch nicht die Ursache der Erkrankung.

Merke

Sie sind niemals »schuld«! Niemand trägt die Verantwortung für den Aus-bruch einer chronisch entzündlichen Darmerkrankung oder hat willentlich Einfluss auf ihren Verlauf.

Auch Stress ist nicht grundsätzlich schäd-lich. Ein an Morbus Crohn Erkrankter, der sich in seinem Beruf selbstständig machte, stand in dieser Position wesent-lich mehr unter Stress als zuvor. Eindeu-tig fand er in der neuen Tätigkeit mehr Befriedigung. Nach dem Wechsel hatte er über Jahre keine Beschwerden mehr (Remission). Es gibt also den positiven Stress: z. B. der Beruf oder eine Freizeitbe-schäftigung, die Spaß machen. Das haben Sie selbst sicher auch schon festgestellt! Vermutlich ungünstig wirken sich Situ-ationen aus, in denen der Betroffene das Gefühl hat, bestimmten Dingen nicht ausweichen zu können oder überfordert zu sein.

Das bedeutet für Sie jedoch noch lange nicht, dass Sie Ihren Beruf an den Nagel hängen sollen. Leiden Sie an einer chro-nisch entzündlichen Darmerkrankung, sollten Sie mit negativem Stress umgehen

WISSEN

Ganz normale Lebens-erwartung!

Bitte geraten Sie deswegen nicht in Panik und Angst! Derartige Verschlimmerungen treten nur in Einzelfällen auf. Diese Komplika-tionen sind insgesamt sehr selten und lassen sich fast immer bei rechtzeitiger Behandlung durch einen Spezialisten vermeiden oder frühzeitig erkennen.
Wichtig ist nur, dass Sie auf derartige Symptome achten und rechtzeitig zum Arzt gehen. Und: Die Lebenserwartung ist bei beiden chronisch entzündlichen Darm-erkrankungen nicht reduziert.

17

lernen, um mögliche akute Krankheits-
schübe zu vermeiden. Das können Sie z.B.
über Entspannungstechniken und das Ge-
nießen-Lernen erreichen. Lesen Sie dazu
auch Seite 56, 57 und 79.

Womit muss ich sonst noch rechnen?

Während die definitiven Ursachen chronisch entzündlicher Darmerkrankungen
unbekannt sind, sind Komplikationen
heute geklärt und gut behandelbar. Dazu
gehören etwa die reduzierte Aufnahme
von Vitaminen und Spurenelementen (s.
Seite 76) sowie die Entwicklung von
Gallen- und Nierensteinen (s. Seite 50).
Sowohl Colitis ulcerosa als auch der

Morbus Crohn können in seltenen Fällen
schwere Komplikationen entwickeln.
Hierzu zählt z.B. das toxische Megakolon,
ein starkes Aufblähen des Dickdarms, das
zu einem Dickdarmdurchbruch führen
kann. Warnsignale sind Bauchschmerzen,
Aufblähung des Bauches, Fieber und eine
hohe Pulsfrequenz. Diese Komplikation
ist aber inzwischen sehr selten geworden.
Darüber hinaus kann es auch zu Darm-
verschlüssen kommen. Ursache kann eine
Engstelle oder aber ein paralytischer Ileus
sein (Darmstillstand als Reaktion auf eine
Entzündung). Auch das zeigt sich über ein
ausgeprägtes Krankheitsgefühl, Fieber
und einen aufgetriebenen, hoch stehen-
den Bauch. Beides sind prinzipiell lebens-
bedrohliche Umstände. Suchen Sie unver-
züglich Ihren Arzt oder eine Klinik auf.

So können sich die Erkrankungen entwickeln

Prof. Dr. Dr. G. Rogler, Zürich

Natürlich möchten Sie wissen, wie die Erkrankung bei Ihnen verlaufen wird und was sonst noch auf Sie zukommen kann. Leider kann niemand sichere Vorhersagen machen. Jede Erkrankung entwickelt sich individuell. Auf den folgenden Seiten erfahren Sie, welche Verlaufsformen bei einer chronisch entzündlichen Darmerkrankung möglich sind.

Die folgenden Verlaufsformen von Morbus Crohn und Colitis ulcerosa sind Beispiele. Zwischen ihnen sind alle Abstufungen möglich. Sicherlich gibt es auch den Übergang von einer Verlaufsform zur anderen – nicht jede Verlaufsform muss in jedem Fall die gleichen Symptome hervorrufen. Auch hier sind Schwankungen durchaus möglich. Lassen Sie sich nicht verunsichern!

Verläuft individuell: Morbus Crohn

Wie sich ein Morbus Crohn entwickelt, kann man nicht voraussagen. Ihr Arzt wird Sie deshalb genau beobachten, um vielleicht nach einiger Zeit eine Aussicht geben zu können. Es ist möglich, dass nach einem Krankheitsschub jahrzehntelang keine weiteren Beschwerden auftreten. Es gibt jedoch »typische« Verlaufsformen, die immer wieder Probleme bereiten können.

Der Morbus Crohn neigt ja zu einem schubweisen Verlauf. Phasen der Ruhe wechseln mit aktiven Krankheitsschüben ab. Diese Phasen können unterschiedlich lang sein. Wird eine aktive Phase frühzeitig und gezielt behandelt, kann in der Regel die Entzündungsaktivität zurückgedrängt und die Ruhephase wieder erreicht werden. Gleichzeitig gibt es Maßnahmen, um die Ruhephasen (Remissionen) zu verlängern beziehungsweise zu stabilisieren. Komplikationen entstehen vor allem dann, wenn die Entzündung ohne Pausen chronisch fortbesteht und damit die Schädigungen im Bereich des Darmes kontinuierlich fortschreiten. Das Ziel einer Therapie ist also immer, die aktiven Phasen so kurz wie möglich zu halten und die Ruhephasen aufrechtzuerhalten.

Merke

Kopf hoch! Durch regelmäßige Kontrollen und gezielte Behandlung lässt sich das Risiko gering halten, Komplikationen zu erleiden. Voraussetzung ist, dass Sie aktiv mit Ihrem Arzt oder Ärzteteam zusammenarbeiten.

Entzündliche Verlaufsform

Diese Verlaufsform beim Morbus Crohn führt zu Veränderungen im Endabschnitt des Dünndarms (Ileum) oder im Dickdarm. Die rein entzündliche Form macht sich durch in Abständen wiederkehrende Durchfälle oder Bauchschmerzen bemerkbar. Engstellen oder Fisteln treten nicht auf. Die Häufigkeit der entzündlichen Schübe kann unterschiedlich sein. Insgesamt ist diese Verlaufsform jedoch die, die medikamentös am besten in den Griff zu bekommen ist.

Fistelnde Verlaufsform

Ungefähr bei einem Drittel der Betroffenen bilden sich Fisteln aus. Am häufigsten entstehen sie im Bereich von Enddarm und After. In den Fällen bildet sich eine Verbindung zwischen Enddarm und Hautbereich des Afters. Bei dieser Form kann es zu Komplikationen wie der Bildung von Abszessen, also abgekapselten Eiteransammlungen, kommen. Liegen diese im Bereich des Dammes, ist das Sitzen meist sehr schmerzhaft. Ihr Arzt wird Ihnen empfehlen, diese Abszesse frühzeitig eröffnen zu lassen, damit der Eiter abfließen und die Heilung einsetzen kann. Oft leben

Betroffene danach lange beschwerdefrei und entwickeln überhaupt keine Fisteln mehr.

Stenosierende Verlaufsform

Manchmal kommt es durch chronische Entzündungsreaktionen zu einem narbigen Umbau der Darmwand. Narbige Engstellen (Stenosen) sind die Folge. Befinden sich diese Stenosen im Dickdarm oder am Übergang vom Dünn- zum Dickdarm, kann der Stuhl sie meist nur schwer passieren. Dann kann sich ein Beinahe-Darmverschluss (Subileus) entwickeln: Die Darmschlingen, die sich vor der Engstelle befinden, können sich erweitern. Manchmal bedingt ein Aufstau von Stuhl auch die Entstehung von Fisteln: Unmittelbar vor diesen Engstellen bilden sich Fistelgänge aus. Man kann sich gleichsam vorstellen, dass der Überdruck dazu führt, dass die Darmwand einreißt.

Sehr häufig haben Betroffene eine Mischform aus narbigen und entzündlichen Bereichen in diesen Engstellen. Solche, die zu narbigen Engstellen neigen, können nach einer Operation im Bereich der Naht erneut narbige Stenosen bekommen. Manchmal haben Betroffene, die zur stenosierenden Verlaufsform neigen, in den Ruhephasen sehr wenig Beschwerden, weil sie die Ausbildung einer neuen Engstelle nicht bemerken. Sie stellen dann leider erst wieder Darmverschlussbeschwerden fest. Sie werden meist durch eine Operation beseitigt. Nach der Operation einer Engstelle hat ein Teil der Betroffenen

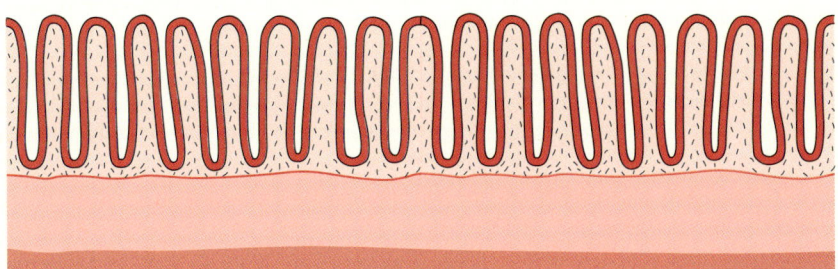

a normale Schleimhaut

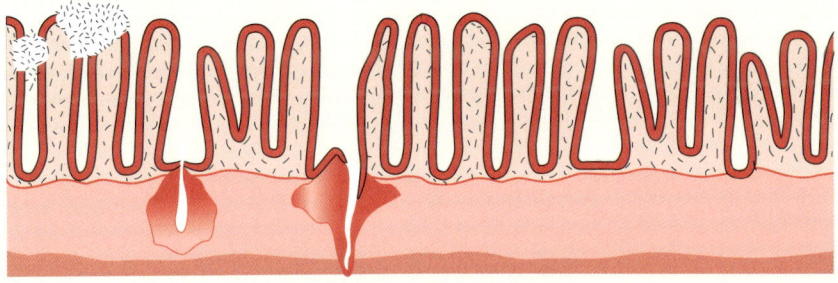

b entzündlich veränderte Schleimhaut mit tiefen Fissuren

▶ Die Darmschleimhaut: a) normale Schleimhaut, b) entzündlich veränderte Schleimhaut bei Morbus Crohn.

aber auch nie mehr Probleme mit Engstellen und man kann der erneuten Entstehung einer Stenose vorbeugen.

Weitere Formen des Crohn

Abhängig davon, wo die Entzündung auftritt, unterscheiden Mediziner weitere Formen.

Ileokolonischer Morbus Crohn. Bei einigen Erkrankten befällt der Morbus Crohn überwiegend den Übergang vom Dünn- zum Dickdarm und die letzten 20 bis 30 Zentimeter des Dünndarms. In diesem Bereich können sich Engstellen und Fisteln ausbilden. Am Ort der Entzündung lässt sich also nicht entscheiden, ob es sich um einen fistelnden oder einen stenosierenden Typ der Erkrankung handelt.

Dickdarmbefall. Bei einigen Betroffenen befällt die Erkrankung vorwiegend den Dickdarm. Dann ist es manchmal schwierig, sie von einer Colitis ulcerosa zu unterscheiden. Der entscheidende Unterschied ist jedoch, dass der Dickdarm eines Morbus-Crohn-Erkrankten nur abschnittsweise befallen ist, d. h. neben

21

entzündeter Darmschleimhaut existiert durchaus gesunde Darmschleimhaut. Die Symptomatik bei Betroffenen mit reinem Dickdarmbefall des Morbus Crohn kann ähnlich der Colitis ulcerosa sein. Bei einem Morbus Crohn können sich allerdings auch im Dickdarm Engstellen und Fisteln ausbilden.

Dünndarmbefall. Bei einigen Betroffenen bilden sich immer wieder Engstellen in den oberen Dünndarmschlingen aus.

Befall im oberen Magen-Darm-Trakt. In seltenen Fällen tritt ein Befall an der Speiseröhre, am Magen oder in der Mundschleimhaut auf. Es zeigt sich dann eine deutliche Schwellung, z. B. der Lippen, oder eine sogenannte *Stomatitis aphthosa* – eine Entzündung der Mundschleimhaut mit kleinen, weißlichen Geschwüren (Ulzerationen). Diese können sehr schmerzhaft sein. Bei der Magenspiegelung zeigen sich in den Fällen viele dieser kleinen Geschwüre.

Übergänge zwischen den beschriebenen Verlaufsformen sind natürlich möglich.

So kann die Colitis ulcerosa verlaufen

Auch die Colitis ulcerosa hat einen schubweisen Verlauf. Sie ist wie der Morbus Crohn gekennzeichnet durch teilweise lange Ruhephasen. Fisteln oder Engstellen treten im Gegensatz zum Morbus Crohn nur extrem selten auf. Bei den meisten Betroffenen ist nicht der gesamte Dickdarm entzündet. Einige haben nur eine Entzündung im Enddarm, also nur in den letzten zehn Zentimetern des Darmes. Bei der Mehrheit der Betroffenen ist der linksseitige Dickdarm von Entzündungsschüben betroffen. Entzündungsschübe bei der Colitis ulcerosa können vielfältige Ursachen haben, wie z. B. Stress oder akute Darminfektionen. Viele Patienten lernen mit den Jahren, schubauslösende Faktoren zu vermeiden. Für die optimale Therapie ist es wichtig, die Ausdehnung der Erkrankung zu kennen.

Proktitis ulcerosa

Bei der Proktitis ulcerosa ist nur der Enddarm betroffen. Der restliche Dickdarm ist unauffällig. Bei dieser Verlaufsform besteht kein erhöhtes Krebsrisiko.

Prokto-Sigmoiditis und linksseitige Colitis

Bei der Prokto-Sigmoiditis ulcerosa ist zusätzlich das Sigma verändert. Meist erstreckt sich die Entzündung über 30–40 Zentimeter. Bei der linksseitigen Colitis ulcerosa betrifft die Entzündung etwa die Hälfte des Dickdarms, der wie ein umgekehrtes »U« in der Bauchhöhle liegt. Nur der zum Enddarm absteigende Teil des Dickdarmes ist hier verändert.

22

Dabei gibt die Häufigkeit der Schübe keinen Aufschluss über die Ausdehnung der Erkrankung. Möglich sind durchaus chronisch aktive Verlaufsformen bei sehr geringer Ausdehnung. Schübe im Abstand von fünf Jahren mit dazwischen liegenden kompletten Ruhephasen treten bei allen Ausdehnungen auf.

Pancolitis ulcerosa

Bei der sogenannten Pancolitis ulcerosa ist der ganze Dickdarm entzündet. Die Entzündung kann auch ganz leicht auf den Dünndarm übergreifen. Meistens nimmt die Schwere der Entzündung von End-darm bis zum Übergang Dünn-/Dickdarm etwas ab. Vor allem bei der Pancolitis ul-cerosa besteht nach mehr als zehn Jahren Erkrankungsdauer ein erhöhtes Krebsri-siko. Engmaschige Kontrollen helfen aber bei der Früherkennung.

Schritt für Schritt zur richtigen Diagnose

Prof. Dr. T. Kühbacher, Hamburg; Prof. Dr. S. Schreiber, Kiel

Chronisch entzündliche Darmerkrankungen beginnen häufig mit sehr unspezifischen Symptomen, die zu vielen verschiedenen Krankheitsbildern passen können. Einige Betroffene können von lang andauernden Odysseen von Arzt zu Arzt berichten, bevor die Diagnose steht. Damit Ihnen das nicht passiert, lesen Sie die folgenden Seiten.

Durchfall, Bauchschmerzen, Fieber und Gelenkbeschwerden kommen auch bei vielen anderen Erkrankungen vor, z.B. bei allgemeinen Infekten oder Magen-Darm-Grippe (Gastroenteritis). Sie treten allein oder auch in Kombination auf. Häufig nehmen die Betroffenen die Symptome auch nicht gleich so ernst, dass ein Arzt aufgesucht wird. So ein kleiner Infekt der Lunge oder des Darmes ist ja nach einigen Tagen meist wieder verschwunden. Allerdings treten diese Symptome bei chronisch entzündlichen Darmerkrankungen nicht nur einmalig auf. Sie halten sich hartnäckig und belasten den Betroffenen vielfach wochen- oder monatelang. Jedenfalls dann, wenn keine wirksame Behandlung erfolgt. Manchmal finden sich auch schon lange vor dem Auftreten der Erkrankung Probleme im Umfeld des Anus (Perianalbereich).

Sehr typische Symptome der chronisch entzündlichen Darmerkrankung wie z.B. Fisteln (Kurzschlussverbindungen von Darm zu Darm oder Darm zu Haut, die durch Entzündung entstehen, s. Seite 41) oder Stenosen (Darmverengungen, s. Seite 42) sind hingegen beim ersten Auftreten der Erkrankung selten vorhanden.

Sollten bei Ihnen oder einem Menschen aus Ihrer Umgebung eines oder mehrere dieser Symptome auftreten oder aufgetreten sein, ist es wichtig, dass der behandelnde Arzt alle nötigen diagnostischen Untersuchungen durchführt. Nur so lässt sich eine endgültige und zuverlässige Diagnose stellen.

Vom Verdacht zur Diagnose

Zunächst wird der Arzt sich mit dem Betroffenen unterhalten, um die Geschichte der Symptome und Erkrankung (Anamnese) zu erheben. Dies ist wichtig, um zu erfahren, wie lange die Beschwerden bereits bestehen und welcher Art sie sind. Darüber hinaus möchte er z. B. wissen, ob Familienangehörige betroffen sind oder Freunde und Bekannte ebenfalls Durchfall haben. Er fragt nach Vorerkrankungen, ob regelmäßig Medikamente eingenommen werden und auch, ob der Betroffene bereits operiert wurde oder an Allergien leidet. Wenn er alles weiß, wird er Ihnen ein bestimmtes Vorgehen vorschlagen – dazu gehören in einem ersten Schritt verschiedene Untersuchungen.

Die körperliche Untersuchung

In der körperlichen Untersuchung achtet der Arzt besonders auf Druckschmerzen im Bauchbereich, tastbare Widerstände/Verhärtungen (Resistenzen) im Darmbereich. Auch wird er die Haut untersuchen. Denn chronisch entzündliche Darmerkrankungen zeigen sich manchmal auch auf der Haut (s. Seite 48). Ganz wichtig bei der körperlichen Untersuchung ist die Inspektion und Austastung (Palpation) des Afters und Enddarms, um z. B. Fisteln oder entzündliche Veränderungen in der Region um den After herum (Perianalregion) nicht zu übersehen. Wie der Arzt vorgeht, was und warum er etwas macht, wird er Ihnen genau erklären.

Blutuntersuchungen

Auch das Blut kann Hinweise für oder gegen eine chronisch entzündliche Darmerkrankung geben. Interessant sind vor allem die Bestimmung der Blutsenkungsgeschwindigkeit (BSG), die Anzahl der weißen und roten Blutkörperchen (Leukozyten, Erythrozyten), der rote Blutkörperchenfarbstoff (Hämoglobin), die Anzahl der Blutplättchen (Thrombozyten), die Blutsalze (Kalium, Natrium, Kalzium), das Gesamteiweiß im Blut, Leberwerte (Transaminasen, GOT, GPT, GGT und alkalische Phosphatase) und die Bestimmung des CRP (C-reaktives Protein). Ein erhöhter Wert an C-reaktivem Protein etwa zeigt, ob im Körper gerade eine Entzündung vorliegt – in dem Fall ist der Wert erhöht.

Bei chronischer Entzündung ist oft auch das Speichereisen (Ferritin) erniedrigt. Ist dies der Fall, wird der Arzt Eisentabletten empfehlen. Eine Eiseninfusion über die Vene (gegebenenfalls auch in Kombination mit einem blutbildendem Hormon – dem Erythropoietin) wird nur bei einem starken Eisenmangel verabreicht.

Die wichtigsten Laborwerte mit den üblichen Normwerten, Abkürzungen und einer kurzen Erklärung finden Sie in der folgenden Tabelle.

Erythropoietin erlangt immer wieder traurige Berühmtheit beim Doping im Sport – die zugelassene medikamentöse

Laborwerte richtig lesen – welcher Wert sagt was aus?

Wert	Einheit	Normwerte
BSG (Blutsenkungsgeschwindigkeit, ist bei Entzündungen erhöht)	mm/Stunde	1. Stunde 3–10 2. Stunde 6–20
Leukozyten (Anzahl der weißen Blutkörperchen, ist bei Entzündung erhöht, bei immunsuppressiver Therapie eventuell erniedrigt)	/nl	4,3–10,0
Erythrozyten (Anzahl der roten Blutkörperchen)	/nl	3,8–5,9
Hämoglobin, Hb (roter Blutkörperfarbstoff)	g/dl	12–16
Thrombozyten (Blutplättchen, bei CED oft erhöht)	/nl	140–440
Gesamteiweiß	g/dl	5,5–8,0
C-Reaktives Protein (CRP, bei Entzündung erhöht)	mg/l	‹ 8
Natrium, Na	mmol/l	136–145
Kalium (K, bei Durchfall oft erniedrigt)	mmol/l	3,5–5,0
Kalzium, Ca	mmol/l	2,25–2,75
Glutamat-Oxalazetat-Transaminase, GOT	U/l	‹ 21
Glutamat-Pyruvat-Transaminase, GPT	U/l	‹ 21
alkalische Phosphatase (AP, bei Gallenwegserkrankungen erhöht)	U/l	35–104
Ferritin (Speichereisen)	ng/ml	15–150

Laborwerte können abhängig vom Lebensalter und Geschlecht und von den Untersuchungsmethoden der Labore variieren.

Therapie ist aber nicht mit dem kriminellen Missbrauch zu verwechseln.

Stuhluntersuchungen

Natürlich kommen für einen Durchfall viele Ursachen infrage. Um etwa eine Erkrankung der Bauchspeicheldrüse (Pankreas) oder eine Nahrungsmittelunverträglichkeit auf das Gluten im Getreide (Sprue oder Zöliakie, in dessen Verlauf sich die Darmzotten zurückbilden) ausschließen zu können, eignen sich auf der anfänglichen Suche nach der Diagnose deshalb auch

- Elastase im Stuhl (Elastase ist ein Enzym des Saftes der Bauchspeicheldrüse. Ist der Wert erniedrigt, lässt das auf eine Schwäche des Organs schließen.) und

- endomysiale Antikörper im Blut. Diese Antikörper können auf eine Sprue hinweisen.

Um Erkrankungen der Bauchspeicheldrüse auszuschließen, hilft auch die Bestimmung des Stuhlfettes und -gewichtes. Denn die Säfte des Organs arbeiten maßgeblich an der Fettverdauung mit. Findet sich hier ein Ungleichgewicht, ist auch dies ein Hinweis auf eine Erkrankung der Bauchspeicheldrüse.

Um eine bakterielle Ursache auszuschließen, erfolgen mikrobiologische Untersuchungen. Das Labor wird die Stuhlprobe z.B. auf Salmonellen, Shigellen, Yersinien, Clostridien und Campylobacter sowie allgemeine Bakterien testen. Das sind alle verschiedene Keime, die einen Durchfall auslösen können.

Atemtests

Über die Ausatemluft lassen sich mögliche Unverträglichkeiten feststellen. Laktose-, Fruktose- und Glukose-Atemteste dienen dazu, eine eventuelle Milchzucker-(Laktose) oder Fruchtzucker- (Fruktose) Unverträglichkeit zu erkennen. Auch zeigt sich darüber vielleicht eine bakterielle Über- oder Fehlbesiedlung des Darmes. In dem Fall sind Bakterien aus dem Dickdarm (wo sie normalerweise vorkommen) in den Dünndarm aufgestiegen (wo sie natürlicherweise nicht vorgesehen sind).

WISSEN

Was ist Calprotectin?

Chemisch betrachtet handelt es sich um ein Eiweiß. Praktisch ist es ein sehr empfindlicher (sensitiver) Marker dafür, ob die Darmschleimhaut (Mukosa) entzündet ist. Allerdings ist auch dieser Marker unspezifisch. Er sagt nur aus, ob die Mukosa entzündet ist. Er gibt keine Antwort darauf, was der Grund für diese Entzündung ist. Jedoch eignet sich der Wert sehr gut, um den Verlauf der Entzündung zu überwachen.

Sonografie

Mithilfe der Ultraschalluntersuchung kann der Arzt die Organe im Bauchraum (Leber, Magen, Bauchspeicheldrüse, Nieren und Milz) und den Darm beurteilen. Er kann so auch Komplikationen chronisch entzündlicher Darmerkrankungen erkennen – wie Abszesse und Fisteln. Die Untersuchung ist für den Betroffenen schmerzfrei und nicht unangenehm. Mit den modernen Geräten ist es ebenfalls möglich, die Organe und Gewebe sehr genau und detailliert darzustellen, Entzündung von Dünn- und Dickdarm anhand der Dicke der Darmwand zu bestimmen und Darmwanddurchblutung und Verengungen des Darmes (Stenosen) zu erkennen. Leider kann die Sonografie eine Darmspiegelung nicht ersetzen, da nur in der Darmspiegelung Gewebeproben (Biopsien) entnommen werden können.

Besteht der Verdacht auf Fisteln, erfolgt eine Endosonografie. Der Arzt führt eine Ultraschallsonde in den After und kann die Darmwand auf Unterbrechungen, z. B. durch Fisteln, untersuchen.

Dickdarmspiegelung

Die Dickdarmspiegelung (Koloskopie) ist die wichtigste Untersuchung. Denn sie führt schlussendlich zu einer Diagnose – da in ihrem Verlauf Proben der Darmschleimhaut entnommen werden können. Während der Darmspiegelung erhält der Betroffene Medikamente zum Schlafen (Sedierung) und Schmerzmittel über

WISSEN

Was erwartet mich noch?

Um gut sehen zu können, gibt der Untersucher Luft in den Darm. Dadurch kann nach der Koloskopie ein Druckgefühl entstehen. Fragen Sie in dem Fall nach Schmerzmitteln. Die Risiken einer Darmspiegelung sind äußerst gering. Eine Verletzung der Darmwand (Perforation) kommt nur in 1:1000 Untersuchungen einmal vor.
Bei bekannter chronisch entzündlicher Darmerkrankung empfiehlt sich, eine Darmspiegelung regelmäßig durchführen zu lassen – auch bei Beschwerdefreiheit. So lassen sich eventuelle Darmkrebsvorstufen (Dysplasien) rechtzeitig erkennen.

die Vene verabreicht. So »verschläft« er die Untersuchung und erinnert sich auch nicht mehr an jedes Detail.

Der Arzt tastet zunächst den Enddarm (mithilfe des Fingers) aus. Anschließend schiebt er ein etwa einen Zentimeter dickes, bewegliches Instrument (Endoskop) in den After ein. Der Schlauch ist so lang, dass er bis an das Ende des Dickdarmes – und auch noch ein Stück weiter reicht. Durch eine eingebaute Kamera kann der Arzt die gesamte Darmschleimhaut sehen und beurteilen. Er wird die Untersuchung immer bis in das terminale Ileum (Anfang des Dünndarms) durchführen. Denn beim Morbus Crohn ist häufig nur dieses Darmstück befallen. Wenn er das Endoskop nun Stück für Stück zurückzieht, nimmt er aus jedem Darmsegment (terminales Ileum, Zökum, Kolon ascendens, Kolon transversum, Kolon descendens, Sigma und Rectum) Proben (Stufenbiopsien). Dies macht er mit einer kleinen Gewebezange. Die Gewebeproben beurteilt ein Pathologe unter dem Mikroskop (Histologie, die Untersuchung der Zellen) auf Entzündung oder bösartige Veränderungen. So zeigt sich, um welche Erkrankung es sich handelt und wie weit die Entzündung fortgeschritten ist.

Der unangenehmste Teil der Untersuchung ist die Vorbereitung, die Darmreinigung. Der Betroffene muss etwa vier bis sechs Liter einer Salzlösung am Vortag der Untersuchung trinken. Das ist nicht »lecker«, aber notwendig. Denn nur dann ist der Darm leer und der Arzt kann alles gut sehen. Betroffene sollten beachten, dass sie

- am Vortag der Untersuchung ab dem Mittag keine feste Nahrung, nur noch klare Brühe zu sich nehmen,
- zwar trinken dürfen, allerdings nur klare Flüssigkeiten, bitte keine Milch,
- am Tag der Untersuchung noch klare Flüssigkeit trinken und nichts mehr essen.

Röntgen und Kapselendoskopie

Eine Röntgenuntersuchung des Dickdarms ist nur dann nötig, wenn die Darmspiegelung z. B. nicht oder nur teilweise möglich ist. Dies ist etwa der Fall, wenn der Darm verengt ist. Bei dieser Untersuchung erhält der Betroffene über einen Schlauch in den After Kontrastmittel und Luft. Das Kontrastmittel verteilt sich und Ärzte können den Dickdarm beurteilen (Kolon-Kontrasteinlauf).

Die Kapselendoskopie (das Schlucken einer Kapsel mit winziger Videokamera) eignet sich nicht als erste Diagnostik, da eine Entnahme von Proben nicht möglich ist. Ungeeignet ist sie auch bei Darmverengungen. Denn die Kapsel könnte an diesen Engen stecken bleiben und müsste operativ entfernt werden. Das Untersuchungsverfahren ist auch noch relativ jung, sodass sich der genaue Stellenwert in der Zukunft wird zeigen müssen.

Magenspiegelung

Wenigstens einmal im Verlauf einer chronisch entzündlichen Darmerkrankung erhalten Betroffene eine Magenspiegelung (Gastroskopie). Der Magen kann vor allem bei Morbus Crohn befallen sein. Während einer Magenspiegelung können auch Gewebeproben aus dem ersten Abschnitt des Dünndarms zeigen, ob eventuell eine Sprue (Zöliakie oder Glutenunverträglichkeit, s. Seite 26) vorliegt.

Für eine Magenspiegelung sollte der Betroffene lediglich nüchtern sein – eine so aufwendige Vorbereitung wie bei der Dickdarmspiegelung ist nicht nötig. Während der Untersuchung liegt der Untersuchte auf der linken Seite und erhält – falls gewünscht – Medikamente zum Schlafen. Das Endoskop wird über den Mund in die Speiseröhre eingeführt und in den Magen vorgeschoben. Die Kamera am Kopf des Endoskops macht Magen und Zwölffingerdarm sichtbar. Die Untersuchung dauert oft nicht viel länger als einige Minuten.

Magnetresonanztomografie

Die magnetresonanztomografische Untersuchung des Dünndarms (MR-Sellink-Untersuchung oder MR-Enterografie) dient auch dazu, zwischen Morbus Crohn und Colitis ulcerosa zu differenzieren. Denn diese Untersuchung kann zeigen, ob der Dünndarm entzündet ist und eventuell Darmverengungen (Stenosen) vorliegen – beides kennzeichnet einen Morbus Crohn. Das ist notwendig, weil die Darmspiegelung ja nur die letzten Zentimeter des Dünndarms (terminales Ileum) zeigt – und diese Röntgenuntersuchung erfasst die übrigen fünf bis sechs Meter des Dünndarms.

Die Untersuchung erfordert keine spezielle Vorbereitung. Der Betroffene schluckt eine dünne Sonde, die bis in den Dünndarm gelangt (MR-Sellink). Dies ist das einzig Unangenehme der Untersuchung. Über die Sonde appliziert der Arzt Kontrastmittel in den Dünndarm. Innere Fisteln (enteroenterale Fisteln), Stenosen und Entzündung machen die Magnetstrahlen sichtbar. Eine MR-Enterografie benötigt keine Sonde. Der Betroffene muss nur etwa zwei Stunden vor der Untersuchung Kontrastmittel trinken.

Während die MR-Sellink-Untersuchung dynamisch ist, ist die MR-Enterografie eine statische Untersuchung. Dies bedeutet, der Untersucher sieht nicht direkt die Passage des Dünndarminhaltes während der Untersuchung. Die Ergebnisse beider Untersuchungen (MR-Sellink und MR-Enterografie) sind aber sehr ähnlich, sodass häufig auf eine Sondenanlage verzichtet werden kann.

Kernspin- und Computertomografie

Besteht der Verdacht, dass sich im Verlaufe der Erkrankung Abszesse entwickeln oder dass sich Darmschlingen entzündlich miteinander verbacken haben (Konglomerattumoren), können andere bildgebende Verfahren wie Kernspintomografie (MRT, Magnetresonanztomografie) oder die Computertomografie z. B. Lage und Größe

Abgehakt: Eine Laufkarte für die typische Diagnostik.

Untersuchung	✓
Blutuntersuchungen	
Stuhlkulturen	
Atemteste (Laktose, Glukose, Fructose)	
Sonografie	
Darmspiegelung (Koloskopie)	
Dünndarm-MRT (MR-Sellink)	
Magenspiegelung (Gastroskopie)	
eventuell Endosonografie	
eventuell MRT oder CT	

erkennen lassen. Die Kernspintomografie arbeitet mit Magnet- und nicht mit Röntgenstrahlen. Mit ihr lassen sich besonders Fisteln und die Organe im Unterbauch sehr gut beurteilen. Die Untersuchung ist allerdings sehr teuer. Die Computertomografie arbeitet mit Röntgenstrahlung. Eingesetzt wird sie meist bei Verdacht auf einen Abszess im Bauchraum. Vor der Untersuchung muss der Betroffene ein Kontrastmittel trinken und während der Untersuchung erhält er zusätzlich Kontrastmittel in die Vene injiziert. Dadurch sind Blutgefäße und Abszesshöhlen besser abzugrenzen und Ihre Behandler können den Befund besser einschätzen.

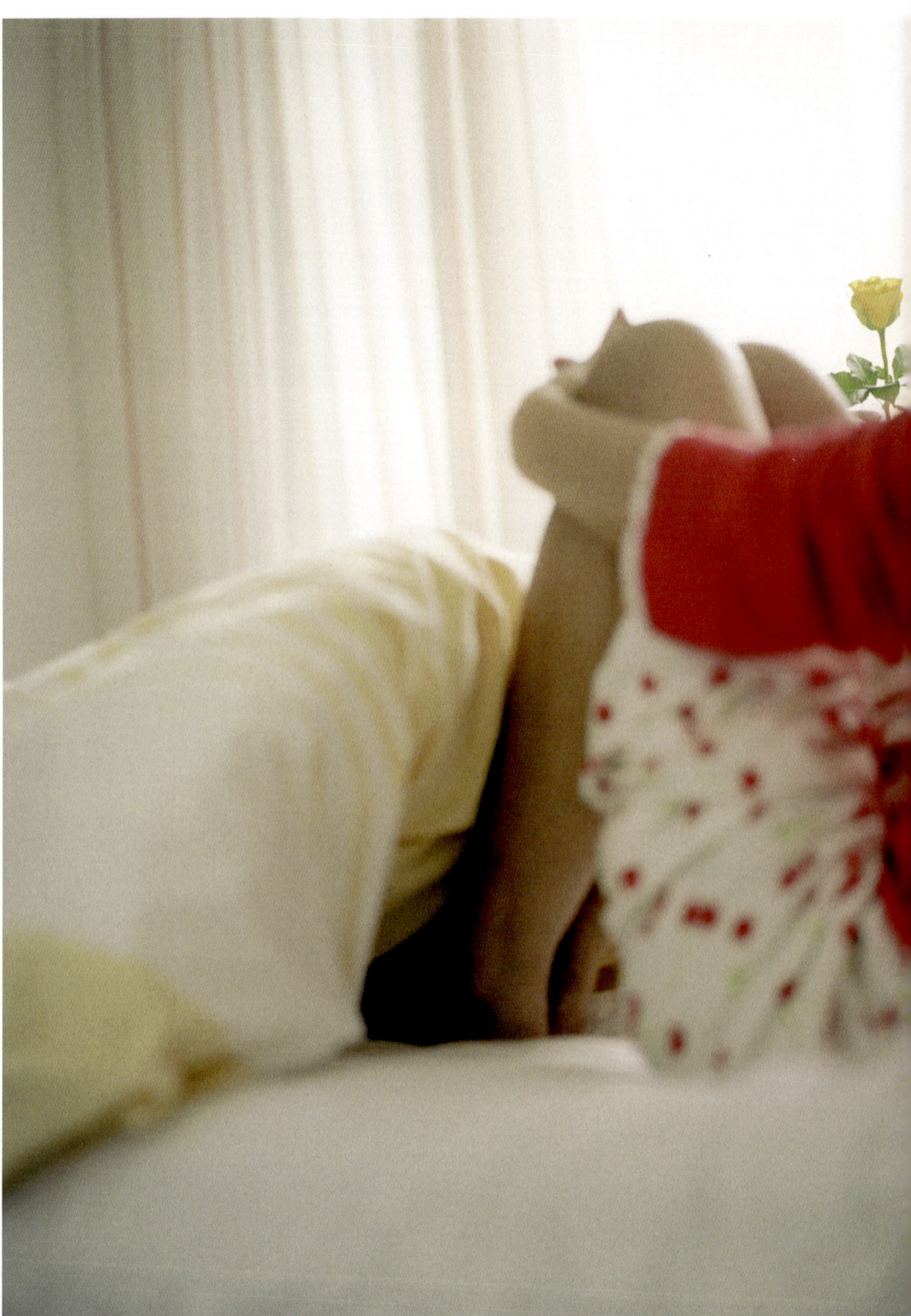

Teil 2: Schritt für Schritt – die Therapie

Die Diagnose steht. Was nun?
Die Augen schließen hilft nicht!
Lesen Sie, welche Medikamente
zur Verfügung stehen, wann eine
Operation sinnvoll ist und welche
ergänzenden Maßnahmen Ihren
Krankheitsverlauf positiv beein-
flussen können.

Welche Möglichkeiten der Behandlung gibt es?

Prof. Dr. J. C. Hoffmann, Ludwigshafen

Natürlich braucht es Zeit, bis man die »bittere Pille« geschluckt hat – und diese Zeit sollten Sie sich auf jeden Fall nehmen. Denn die Flucht in ein »ich glaube das nicht« oder »ich werde das schon ohne Chemie durchstehen« ist der Schritt in die falsche Richtung. Eine medikamentöse Therapie gehört immer dazu – manchmal auch die chirurgische.

Ganz wichtig ist, dass Sie einen Arzt Ihres Vertrauens finden. Gemeinsam können Sie die Therapie planen, damit die akuten Beschwerden abklingen und es mit Ihrem Befinden rasch wieder aufwärts geht. Oft ist es gar nicht so einfach, Ärzte zu finden, die sich mit Morbus Crohn und Colitis ulcerosa richtig gut auskennen und gleichzeitig Verständnis für die Probleme vieler Betroffener haben. Örtliche Selbsthilfegruppen oder eine bundesweite Selbsthilfeorganisation wie die DCCV (www.dccv.de) können Ihnen mit Listen über erfahrene Ärzte helfen. Auch das Kompetenznetz Darmerkrankungen gibt eine Liste der beteiligten Praxen und Kliniken im Internet heraus (www.kompetenznetz-ced.de), in der Sie kompetente Ansprechpartner finden.

Schon seit jeher kennt die Medizin die Möglichkeit, mit Medikamenten oder mit dem »Messer« zu behandeln. Der große Vorteil der Operation ist, dass sie – wenn sie zum richtigen Zeitpunkt eingesetzt wird – zu einer schlagartigen Verbesserung des Befindens führen kann. So lässt die Entfernung einer entzündeten Gallenblase meist schnell genesen. So einfach ist es bei Morbus Crohn und Colitis ulcerosa oft nicht. Denn: Entzündungen kommen wieder und ohne Darm kann man nicht leben. Deshalb sollte die Entscheidung für eine Operation nicht leichtfertig gefällt werden.

Gut helfen häufig Medikamente – vorausgesetzt, das richtige Medikament wird für die richtige Situation ausgewählt. Nicht selten ist die Auswahl des »richtigen Medikaments für die richtige Situation« kompliziert – erfahrene Magen-Darm-Spezialisten (Gastroenterologen) oder Fachärzte für innere Medizin (Internisten) sind die besten Ansprechpartner.

Die Gabe von Medikamenten verfolgt unterschiedliche Ziele. Die Therapie soll
- akute Entzündungen bekämpfen (Schubtherapie),

- erneute Schübe und Komplikationen vermeiden (Dauertherapie – Remissionserhaltung),
- die private und berufliche Lebensqualität weitgehend normalisieren und
- nach dem Motto vorgehen: So viel und so lange Arzneimittel wie nötig, aber so wenig und so kurz wie möglich.

Im Mittelpunkt bei der Schubtherapie steht, die akute Entzündung zu bekämpfen. Wichtig ist auch, Komplikationen (z.B. Knochenentkalkung/Osteoporose) zu verhindern und Vitaminmangel sowie Unterernährung auszugleichen. Die Dauertherapie soll einem Rückfall vorbeugen, man spricht auch von einer Remissionserhaltung oder Rezidivprophylaxe.

Das richtige Medikament für die richtige Situation

Die Wahl der richtigen Darreichungsform ist entscheidend, damit ein Medikament wirken kann. Hüllen oder Kapseln um die Medikamente sorgen z.B. dafür, dass der Wirkstoff an der richtigen Stelle verfügbar ist (z.B. im Dickdarm). Wird das Medikament ohne Kapsel gegeben, macht die Magensäure den Wirkstoff kaputt. Andererseits kann ein entzündungshemmendes Zäpfchen nur im Enddarm wirken, nicht aber im Dünndarm. Daher muss der Arzt nicht nur die Substanzen kennen, die in Ihren Tabletten enthalten sind, sondern auch die Darreichungsformen richtig einschätzen.

Für die Behandlung von Morbus Crohn und Colitis ulcerosa stehen den Betroffenen eine Reihe unterschiedlicher Substanzen zur Verfügung.

WISSEN

Darreichungsformen von Medikamenten

- Tabletten, Kapseln und Pellets
  - »normale« Tabletten (z.B. Kortison, Predni H®)
  - mit Schutzhülle vor der Magensäure (pH-abhängige Freisetzung, z.B. Salofalk®)
  - Tabletten als Mikrokapseln, die sich im gesamten Dünndarm auflösen (z.B. Pentasa®)
  - Kügelchen (z.B. Claversal® Mikropellets)
- Lokaltherapie über den After
  - Zäpfchen
  - Einläufe (z.B. Kortisonvariante, Entocort®)
  - Schaum (z.B. Mesalazin, Salofalk®)
- Spritzen (in die Vene, in den Muskel oder unter die Haut, z.B. Humira®) und Infusionen (in die Vene, z.B. Remicade®)

Kortisonpräparate

Kortison ist eigentlich ein körpereigenes Hormon, das der Organismus in Stresssituationen bildet. Die Substanz wirkt entzündungshemmend und unterdrückt das Immunsystem. Kurzzeitig können Betroffene es in hoher Dosis (Menge) einnehmen – das ist gut geeignet für die Schubbehandlung. Besonders in der Langzeittherapie zeigen sich aber viele, teils schwere Nebenwirkungen von Kortison. Deshalb empfehlen Experten, Kortison innerhalb von Wochen bis höchstens Monaten wieder auszuschleichen. Praktisch heißt das, die Dosis wird wöchentlich in kleinen Schritten gesenkt. Die wichtigsten Nebenwirkungen sind Zuckerkrankheit (Diabetes), Knochenentkalkung (Osteoporose), Bluthochdruck (Hypertonie), Infektanfälligkeit und grauer Star – um nur einige wenige zu nennen. Um diese Nebenwirkungen zu umgehen, kann Kortison auch als Einlauf oder Schaum genommen werden. Eine Weiterentwicklung von Kortison ist das Budesonid, das eine gesunde Leber schnell abbaut. Dadurch hemmt die Substanz sehr gut die Entzündung im Darm und führt – solange man nicht zu viel gibt – zu fast keinen Kortison-Nebenwirkungen. Leider wirkt aber Budesonid nicht so stark wie das »normale« Kortison.

> ## WISSEN
> ### Off-Label-Gebrauch
> Dies ist durchaus ein legitimes Verfahren in Deutschland und auch in anderen Ländern. Die meisten medizinischen Substanzen sind für bestimmte Fälle vorgesehen und von den Behörden zugelassen. Manchmal zeigt sich aber, dass diese Subtanzen auch in anderen Fällen sehr gut wirken – nur eben die spezielle Zulassung nicht haben. Die Gründe sind vielfältig. Ein wichtiger ist, dass die Untersuchungen für eine offizielle Zulassung sehr teuer sind und viel Zeit brauchen. Die Behörden versuchen zurzeit, vereinfachte Regeln für Zulassungen aufzustellen.

Kortisonfreie Entzündungshemmer

Sehr verbreitet in der Behandlung der CED sind die Aminosalizylate, besonders Sulfasalazin (z. B. Azulfidine® oder Colopleon®) und vor allem Mesalazin (z. B. Claversal®, Mezavant®, Pentasa® oder Salofalk®). Ein Vorteil für Sulfasalazin ist – auch wenn es nicht ganz so gut verträglich ist wie Mesalazin –, dass es auch bei Gelenkrheuma auf dem Boden eines Morbus Crohn oder einer Colitis ulcerosa wirkt. Während Mesalazin bei der Colitis ulcerosa Rückfälle verhindern kann und auch durch Colitis vermittelter Krebs wohl seltener auftritt, kann die Dauertherapie beim Morbus Crohn Rückfälle nicht verhindern.

Klassische Immunsuppressiva

Der rezidivierende oder auch chronisch aktive Verlauf lässt sich mit den klassischen, das Immunsystem unterdrückenden Medikamenten (Immunsuppressiva) behandeln. An erster Stelle steht für den Morbus Crohn und auch für die Colitis ulcerosa das Azathioprin oder sein Abkömmling 6-Mercaptopurin. Diese Medikamente helfen besonders dann, wenn die Schübe immer wieder kommen, das Kortison nicht ausreichend hilft oder auch aktive Fisteln zu Beschwerden führen.

Bei der Behandlung von Fisteln ist aber sehr wichtig, dass nicht nur medikamentös, sondern auch häufig chirurgisch behandelt werden muss. Abszessspaltungen, Fistelgangeröffnungen und vor allem Fadendrainagen sind von großer Bedeutung. Erfolgen diese Maßnahmen nicht, kann unter einer Immunsuppression eine Blutvergiftung auftreten.

In der Regel sind Azathioprin und 6-Mercaptopurin sehr gut verträglich. Selten, d. h. ungefähr bei jedem 10. Betroffenen, kommt es zu Unverträglichkeiten. Wer Azathioprin deshalb absetzen muss, kann alternativ beim Morbus Crohn Methotrexat als wöchentliche Spritze einsetzen. Eine weitere Alternative sind die anti-TNF-α-Antikörper. Der Einsatz von Immunsuppressiva oder anti-TNF-α-Antikörper kann einen chronisch aktiven Verlauf durchbrechen und durch eine Dauertherapie neue Schübe verhindern.

Neben den klassischen Immunsuppressiva gibt es auch neuere Substanzen, besonders Ciclosporin (z. B. Sandimmun®) und Tacrolimus (Prograf®). Die Medikamente stammen aus der Transplantationsmedizin. Sie helfen bei sehr schweren Verläufen der Colitis ulcerosa. Leider sind diese Medikamente nicht für die Colitis ulcerosa zugelassen. Deshalb setzen sie meist nur erfahrene Ärzte und Zentren im Krankenhaus ein.

Bei der Behandlung chronischer Erkrankungen wie der CED ist die langfristige Verträglichkeit von Medikamenten ein sehr wichtiges Thema. In den vergangenen Jahren ist z. B. deutlich geworden, dass unter Immunsuppressiva – besonders in der Kombinationstherapie von Immunsuppressivum, Kortison und/oder Biologika beziehungsweise mehreren Immunsuppressiva – die Rate des Haut- und Lymphknotenkrebses leicht steigt. Auch treten Infekte häufiger auf – was ja klar ist, wenn das Immunsystem nicht mit voller Kraft arbeiten kann. Lassen Sie sich deshalb keine übermäßige Angst machen. Haben Sie das bitte nur im Kopf und verhalten sich vorsichtig. Achten Sie etwa besonders konsequent auf Sonnenschutzcreme im Sommer.

Antikörper und Biologika

Jeder Mensch verfügt über Antikörper in seinem Blut, z. B. gegen Viren, damit man nicht krank wird. Antikörper (Immunglobuline) sind Eiweiße (Proteine), die der Organismus auf bestimmte Stoffe (Antigene, z. B. auf Bestandteile von Viren und Bakterien) bildet. Das besondere an ihnen ist, dass sie sich an eine ganz bestimmte Struktur (z. B. eine bestimmte Stelle eines Virus) binden – und sie unschädlich machen. Antikörper sind Teile des Immunsystems – sie sind so etwas wie spezielle Waffen gegen Eindringlinge. Solche Antikörper können heute auch Labore herstellen. Die Medikamentengruppe, zu denen Antikörper gehören, heißen Biologika. Das Besondere an ihnen ist, dass sie sehr gezielt in die Entzündung eingreifen. Ganz grob teilen sich Biologika bei Morbus Crohn und Colitis ulcerosa in drei Gruppen. Sie hemmen

1. die Einwanderung von Entzündungszellen in den Darm,
2. die Übertragung von Entzündungsstoffen im Gewebe, z.B. Tumor-Nekrose-Faktor-α,
3. die Signalstoffe in der Zelle.

Die einzigen in der Europäischen Union zugelassenen Biologika für Morbus Crohn und Colitis ulcerosa sind die anti-TNF-α-Antikörper Infliximab (Remicade®) und Adalimumab (Humira®). Ähnlich wie bei den neuen Immunsuppressiva achten Sie bitte darauf, dass Ihnen die anti-TNF-α-Antikörper nur erfahrene Ärzte verordnen. Sie achten streng darauf, dass alle Voruntersuchungen gemacht werden. Achten Sie zudem auf Infekte und auch auf die aktuellen Impfempfehlungen.

Merke

Impfung – ja oder nein? Die grobe Regel ist: Totimpfungen – ja. Lebendimpfungen – nein. Denn in Lebendimpfungen sind abgeschwächte, aber nicht komplett inaktivierte Erreger der Krankheit. Sie können unter Immunsuppressiva Probleme machen.

Probiotika, Komplementärmedizin

Viele Betroffene erhoffen sich positive Effekte von Akupunktur, Weihrauch und Probiotika. Probiotika sind lebende Bakterien, die die Entzündung günstig beeinflussen. Das am besten untersuchte Probiotikum ist E. coli Nissle 1917 (Mutaflor®). Es ist genauso wirksam wie Mesalazin in der Erhaltungstherapie der Colitis ulcerosa. Weihrauch scheint – wenn überhaupt – dann nur gering beim Morbus Crohn zu wirken, ähnlich wie Mesalazin. Gewisse positive Effekte von Akupunktur haben Betroffene berichtet. Wir raten aber, gerade bei schwerkranken Betroffenen, dass die genannten Behandlungsverfahren nicht statt, sondern ergänzend zur sonstigen Therapie gegeben werden.

Merke

Große Hoffnungen sind mit Lecithin (Phosphatidylcholin) bei Colitis ulcerosa und den Eiern des Schweinepeitschenwurms verbunden. Zu beiden Substanzen laufen aktuell große Behandlungsstudien, sie sind aber (noch) nicht zur Behandlung zugelassen.

Andere Beschwerden

Beschwerden, die entzündungshemmende Medikamente nicht beeinflussen können, sind z.B. Gelenkschmerzen oder Durchfall, etwa bei einem vernarbten Dickdarm. Auch hier gibt es geeignete Medikamente, die Ihnen Linderung bringen.

Seien Sie sehr vorsichtig bei Schmerztabletten. Die Gruppe der sogenannten nichtsteroidalen Antirheumatika (NSAR) oder -phlogistika (z. B. Voltaren®) kann die Darmentzündung verschlimmern. Für den Darm besser verträglich sind Paracetamol oder bei stärkeren Schmerzen dem Morphium ähnliche Medikamente wie Tramadol (Tramal®) oder Tilidin (z. B. Valoron®). Durchfall ohne Entzündung kann vorsichtig mit Loperamid (z. B. Imodium®) behandelt werden. Allerdings sollten Sie auch hier Vorsicht walten lassen. Loperamid hat zum einen viele Nebenwirkungen, zum anderen kann der Durchfall auch infektiös (z. B. durch Salmonellen oder andere Keime) bedingt sein. Dann wäre Loperamid der falsche Weg. Fragen Sie Ihren Arzt! Unter die Ergänzungstherapien bei Mangelerscheinungen fallen auch Vitamine, Mineralstoffe und Spurenelemente. Eisenmangel ist z. B. ein häufiges Problem und erfordert die Gabe von Eisen. Allerdings können Eisentabletten die Darmentzündung verschlimmern; Eiseninfusionen tun dies nicht. Ihre Vitamindepots können besonders nach Darmoperationen geleert sein, sodass Sie diese als Tabletten oder sonst als Spritzen erhalten. Besonders sollten Sie und Ihr Arzt auf Vitamin D achten, weil Betroffene von Morbus Crohn und Colitis ulcerosa gehäuft Osteoporose haben. Dieses Problem wird durch die Behandlung mit Kortison verstärkt.

WISSEN

Was ist Coping?

Der aus dem Englischen stammende Begriff heißt wörtlich übersetzt »zurechtkommen«. Auf Morbus Crohn oder Colitis ulcerosa bezogen heißt das: Sie müssen Mittel und Wege finden, psychisch mit der Erkrankung fertig zu werden. Dazu gehört auch der Umgang mit Ihren Mitmenschen.

Psychotherapie

Es verwundert nicht, dass Menschen mit Fisteln oder mit ständigem Durchfall, um nur zwei typische Beschwerden zu nennen, auch mit der Psyche Probleme bekommen. Damit diese nicht überhand nehmen und womöglich depressive Stimmungen die Folge sind, nehmen Sie sich Hilfe. Dies unterstützt Sie beim »Coping«.

Dabei kann die Psychotherapie entscheidend helfen. Allerdings ist für manche Betroffene das Finden des richtigen Therapeuten genauso schwierig wie eines guten Gastroenterologen (s. Seite 44).

Was ist wichtig im akuten Krankheitsschub?

Damit eine Schubbehandlung greift, ist es wichtig, dass Sie die verordneten Medikamente regelmäßig einnehmen. Dies ist eine Voraussetzung für den Erfolg jeder Behandlung mit Medikamenten. Wenn Sie bestimmte Substanzen nicht vertragen oder nicht mehr nehmen möchten, ist hier der Rat: Sprechen Sie offen mit Ihrem Arzt darüber. Lassen Sie die Medikamente nicht einfach weg, ohne sich vorher einen Rat geholt zu haben. Ein guter Arzt wird Ihnen nicht gleich »den Kopf abreißen«, sondern mit Ihnen abklären, ob und welchen anderen Weg es für Sie gibt.

Im Zentrum der Schubbehandlung steht häufig Kortison. Dies betrifft besonders schwere Schübe. Leichte Schübe können auch mit Mesalazin als Tablette oder durch Einläufe bei Entzündung nur am Ende des entzündeten Dickdarms behandelt werden. Bei Kindern empfiehlt sich als Schubbehandlung eine Ernährungstherapie über einen Dünndarmschlauch.

Kortison gibt es als Tabletten, Spritzen, Einlauf oder als Darm-Schaum über den Enddarm. Allgemein ist es so, dass die Lokaltherapie (z. B. Schaum über den After) der Behandlung mit Tabletten vorgezogen wird, wenn nur der Enddarm entzündet ist. Wenn Kortison gegeben werden muss, versuchen Ärzte in einem ersten Schritt die Therapie mit einer Weiterentwicklung des Hormons, die weniger Nebenwirkungen hat (Budesonid, z. B. Budenofalk®). Dies setzt allerdings voraus, dass die Entzündung an der Klappe zwischen Dick- und Dünndarm besteht.

WISSEN

Die richtige Kortison-Dosis

Die genaue Dosis legt der Arzt fest. Häufig verordnet er eine hohe Kortisonmenge für ein paar Tage – bis zur Beschwerdebesserung. Die Reduktion von Kortison erfolgt im Allgemeinen wöchentlich in zunächst größeren Dosisschritten und später kleinen. Ziel ist immer, über Wochen bis Monate das Kortison ganz auszuschleichen.

Ist dies nicht möglich, handelt es sich um einen chronisch aktiven Verlauf, sodass andere Medikamente eingesetzt werden müssen. Besonders wichtig zu wissen ist, dass weder Budesonid noch normales Kortison auf Dauer erneute Schübe verhindern können. Daher ist immer das Ziel, das Kortison vollständig auszuschleichen.

Fisteln in den Griff bekommen

Das Hauptproblem von Fisteln sind Infektionen – bis hin zu Eiteransammlungen im Gewebe (Abszesse) und schlimmstenfalls Blutvergiftungen. Selten kann auch ein Fistelgang zwischen z. B. Magen und Enddarm auftreten. Die Folge: Die Nahrung passiert nicht den Dünndarm und er kann keine Nahrungsstoffe aufnehmen. Mangelernährung und Durchfall stellen sich ein. Helfen kann dann nur ein erfahrener Fisteloperateur. Anschließend versucht ein Internist durch Medikamente zu verhindern, dass neue Fisteln entste-

hen. Bewährt haben sich daher Zentren, in denen Internisten und Chirurgen Hand in Hand arbeiten.

Der Chirurg wird die Fisteln vor allem mit Fadendrainagen, Abszessspaltungen und Darmstück-Entfernungen behandeln. Bei schwersten Verläufen wird er einen vorübergehenden künstlichen Darmausgang anlegen. Der Magen-Darm-Spezialist (Gastroenterologe) setzt Antibiotika (besonders Metronidazol), Immunsuppressiva (besonders Azathioprin) und bei schweren Ver-

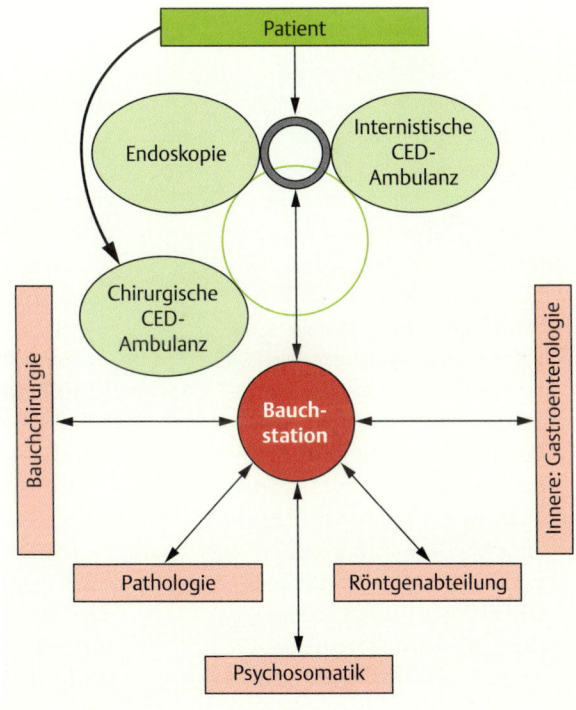

▶ Bauchstation. Betroffene kommen in die Ambulanzen und werden auf die gemeinsame Station weitergeleitet, wo sie von den Fachärzten interdisziplinär behandelt werden.

läufen besonders anti-TNF-α-Antikörper ein. Durch die Zusammenarbeit der verschiedenen Disziplinen lassen sich so für die meisten Fisteln Lösungen finden.

Was geschieht mit Stenosen (Engstellen)?

Engstellen – sogenannte Stenosen – führen zu Schmerzen, vor allem nach dem Essen. Diese Engstellen treten gerade beim Morbus Crohn auf und betreffen in erster Linie den Übergang vom Dünn- zum Dickdarm (die Ileozökalklappe). Auch bei der Colitis ulcerosa kann vereinzelt eine Engstelle auftreten. Diese werden immer darauf untersucht, ob vielleicht ein Krebs im Dickdarm entstanden ist. Sollte es sich um einen bösartigen Tumor handeln, werden Ihnen die Ärzte meistens zu einer Entfernung des gesamten Dickdarms mit Anlage eines »Pouches« raten. Für den Pouch wird aus dem verbliebenen Dünndarm ein »neuer« Enddarm gebildet.

Bei Engstellen bei einem Morbus Crohn muss zunächst geklärt werden, ob eine akute Entzündung oder eine Vernarbung vorliegt. Während die akut entzündliche Enge sehr gut auf Kortison anspricht, wird eine narbige Engstelle nicht durch Medikamente zu beeinflussen sein.

Für die Behandlung von solchen narbigen Engstellen gibt es beim Morbus Crohn drei Alternativen:

- Operation mit Entfernung dieses Darmstücks (besonders bei sehr langen Engstellen)
- Operation mit »Strikturoplastik«, d. h. Eröffnung des Darmes und Weitung durch besonderes Zusammennähen
- endoskopische Aufdehnung (Dilatation), besonders bei kurzstreckigen Engstellen im Dickdarm, an der Klappe oder im Dünndarm

Nach der erfolgreichen Behandlung sollte eine Dauertherapie erwogen werden, z. B. mit Azathioprin oder eventuell mit Mesalazin nach Operation.

WISSEN

Was ist ein Pouch?

Der Pouch ist ein aus Dünndarmschlingen geformtes Reservoir. Es sammelt den recht flüssigen Darminhalt und zögert so die direkte Entleerung hinaus. »Ileoanal« bedeutet dabei, dass der letzte Abschnitt des Dünndarms (Ileum) an den After (Anus) angenäht wird. Dieser Eingriff verhindert einen dauerhaften künstlichen Darmausgang. Die Funktion des Pouches entwickelt sich meist innerhalb eines Jahres. Die Stuhlfrequenz pendelt sich meist auf vier bis acht dünne Stuhlgänge pro Tag ein. Die häufigste Komplikation ist die Entzündung des Pouches (Pouchitis, bis zu 50 Prozent), die aber meist gut auf Antibiotika anspricht.

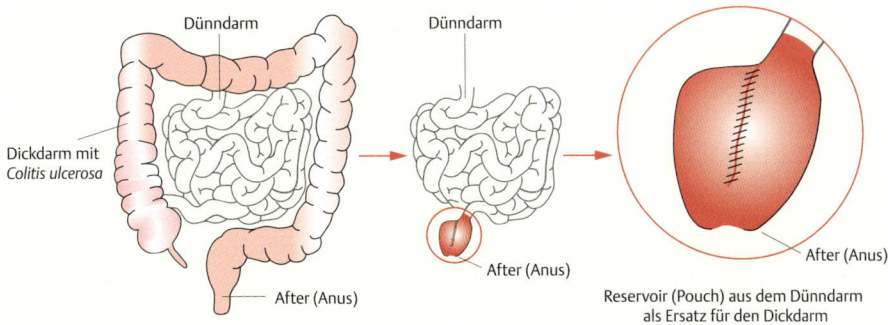

Dünndarm

Dünndarm

Dickdarm mit
Colitis ulcerosa

After (Anus)

After (Anus)

After (Anus)

After (Anus)

Reservoir (Pouch) aus dem Dünndarm
als Ersatz für den Dickdarm

▶ Eine Therapie bei Colitis ulcerosa ist, den gesamten Dickdarm zu entfernen und einen »neuen« Enddarm aus dem verbleibenden Dünndarm (Pouch, rechts) zu bilden.

Muss ich gleich unters Messer?

Wohl kaum jemand bleibt ruhig, wenn ein chirurgischer Eingriff ansteht. Durch neue Techniken sind die Operationsverfahren heutzutage jedoch sehr viel schonender geworden und tragen oft wesentlich zu einer deutlichen Verbesserung der Lebensqualität bei.

Durch neue Verfahren in der Chirurgie ist insbesondere der Heilungsvorgang viel schneller und auch Narben sind viel kleiner geworden.

Die Entfernung der Klappe zwischen Dünn- und Dickdarm ist vermutlich die häufigste Operation bei Morbus-Crohn-Betroffenen. Aufgrund heftiger Entzündungen, Durchbruch und/oder Engstelle wird dabei das Ende des Dünndarms und der Blinddarm-Bereich vom Dickdarm herausgeschnitten und hinterher wie-

der zusammengenäht. Wie bei Engstellen sollte nach einer solchen Operation eine Dauertherapie mit Mesalazin oder Azathioprin erwogen werden. Wenn längere Dünndarmstücke entfernt werden müssen, kommt es oft zu einem Mangel der fettlöslichen Vitamine (z. B. Vitamin D) und Vitamin B_{12}. Diese lassen sich aber durch die Gabe von Tabletten oder Spritzen ersetzen (s. Seite 76).

Merke

Verbünden Sie sich mit Ihren Ärzten! Eine chronisch entzündliche Darmerkrankung ist für Betroffene ein schwerer Einschnitt in ihr Leben. Keine Frage. Suchen Sie immer gemeinsam mit allen Beteiligten nach den für Sie besten Lösungen – für die bestmögliche Lebensqualität.

Das Entfernen längerer Darmabschnitte kann den Verlauf des Morbus Crohn nicht bessern. Allerdings kann die gezielte Entfernung von kurzen Darmabschnitten oder auch einem schwerst entzündeten ganzen Dickdarm für den einzelnen Morbus-Crohn-Betroffenen enorme Vorteile bringen. Damit jeder Betroffene zu seiner individuell besten Lösung finden kann, halten Gastroenterologen und Bauchchirurgen (und teilweise weitere Fächer) gemeinsame Fallkonferenzen ab, in denen sie jeden Fall ausführlich besprechen. Dies ist seit Jahren bei z.B. Tumorerkrankten

üblich und hat sich bewährt. Einige Kliniken haben auch interdisziplinäre Stationen, auf denen gemeinsam – Tag für Tag – die bestmögliche Behandlung durchgeführt wird.

Ein weiterer Grund für eine Operation kann sein: Wenn Immunsuppressiva bei sehr schweren Verläufen der Colitis ulcerosa nicht mehr helfen, sollte der Dickdarm entfernt werden. Um die Betroffenen optimal behandeln zu können, ist eine interdisziplinäre Bauchstation bestens geeignet. Dort finden am Klinikbett

Therapie- und Behandlungsformen bei Morbus Crohn und Colitis ulcerosa

Therapie- und Behandlungsformen	
Medikamente	■ Kortison ■ nicht kortisonhaltige Entzündungshemmer (Salizylate) ■ klassische Immunsuppressiva ■ Biologika (moderne Immunmodulatoren, z.B. Antikörper) ■ Antibiotika, Durchfallmittel, Schmerzmittel ■ Probiotika (lebende Keime) ■ Vitamine und Spurenelemente
Operationen	■ Entfernung von Darmabschnitten ■ Strikturoplastik (Öffnung von Engstellen) ■ Pouch-Operationen nach Dickdarmentfernung ■ Drainagen von Fisteln und Abszessen ■ Aufdehnungen von Engstellen
Psychotherapie	
Sonstige	■ Akupunktur ■ Homöopathie ■ ayurvedische Medizin ■ Phytotherapie ■ Ordnungstherapie ■ andere komplementäre Therapien, z.B. Weihrauch, Lecithin (Phosphatidylcholin), Eier des Schweinepeitschenwurms

der Betroffene, der Bauchchirurg und der Gastroenterologe gemeinsam den besten Weg. Auch in zwei anderen Fällen ist eine Operation vielleicht sinnvoll: Bei Betroffenen, die auf die Behandlung mit Medikamenten nicht ansprechen oder sie nicht vertragen, und bei solchen, die bei einer Krebsvorsorge Krebsvorstufen zeigen. Dann ist die Entfernung des gesamten Dickdarms und die Bildung eines neuen »Enddarmes« (ileoanalen Pouch) ein heilender Eingriff.

Begleiterkrankungen und Komplikationen

Prof. Dr. M. Reinshagen, Braunschweig

Über die Hälfte der Betroffenen mit chronisch entzündlichen Darmerkrankungen bekommen im Verlauf der Erkrankung verschiedene Krankheitserscheinungen, die sich außerhalb des entzündeten Organs zeigen – etwa an Gelenken, Haut und Augen. Die Ursachen sind zum Teil bekannt (z. B. Schwierigkeiten des Darmes, bestimmte Bestandteile der Nahrung aufzunehmen).

Bei den Erscheinungen außerhalb des Darmes unterscheiden Mediziner zwischen außerhalb des Darmes gelegenen (extraintestinalen) Manifestationen und extraintestinalen Komplikationen. Bei den extraintestinalen Komplikationen ist der Mechanismus der Entstehung des Problems meist gut bekannt:

Die verminderte Aufnahme von Kalzium und Vitamin D über den entzündeten beziehungsweise operierten Dünndarm sowie der Einfluss von entzündlichen Botenstoffen oder Medikamenten wirkt auf den Knochenstoffwechsel führt zu einer verminderten Knochendichte (Osteoporose).

Die veränderte Aufnahme von Gallensäuren oder Oxalsäure bei entzündetem oder entferntem Dünndarm führt zur vermehrtem Auftreten von Gallen- oder Nierensteinen.

Bei den extraintestinalen Manifestationen an den Gelenken, an der Haut, der Leber und am Auge sind die Mechanismen weiterhin nicht eindeutig geklärt.

Extraintestinale Manifestationen

Extraintestinale Manifestationen treten besonders dann auf, wenn der Dickdarm bei der chronisch entzündlichen Darmerkrankung entzündlich befallen ist. Wenn alleine der Dünndarm (z. B. nur Befall des terminalen Ileums bei Morbus Crohn) betroffen ist, sind die extraintestinalen Manifestationen z. B. an der Gallenwegen und an den Gelenken deutlich seltener (siehe Tabelle in diesem Kapitel).

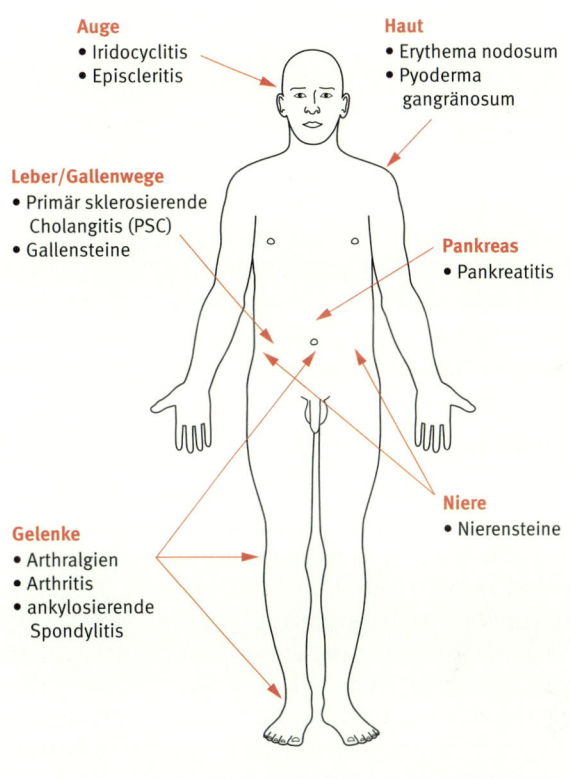

Auge
- Iridocyclitis
- Episcleritis

Haut
- Erythema nodosum
- Pyoderma gangränosum

Leber/Gallenwege
- Primär sklerosierende Cholangitis (PSC)
- Gallensteine

Pankreas
- Pankreatitis

Niere
- Nierensteine

Gelenke
- Arthralgien
- Arthritis
- ankylosierende Spondylitis

▶ Dies sind die häufigsten extraintestinalen Manifestationen und Komplikationen bei chronisch entzündlichen Darmerkrankungen.

Gelenkbeschwerden

Über 40 Prozent aller Betroffenen mit Morbus Crohn oder Colitis ulcerosa entwickeln im Krankheitsverlauf Gelenkbeschwerden. Man unterscheidet Schmerzen ohne Überwärmung und Rötung des Gelenks (Arthralgien) und Schmerzen mit Überwärmung und Rötung des Gelenks (Arthritiden). Häufig sind die Knie, die Sprunggelenke, die Handgelenke und die Ellenbogen betroffen. Falls die Beschwerden während eines Schubes auftreten, wird zuerst der Schub behandelt (s. Seite 40). Es gibt aber auch Betroffene, bei denen die Gelenkbeschwerden (Arthritiden oder Befall der Wirbelsäule = Spondylarthropathie) unabhängig von der Darmerkrankung und sehr ausgeprägt verlaufen. Die geeignete Therapie sind Sulfasalazin (z. B. Azulfidine) und Methotrexat. In schweren Fällen kann auch die Therapie mit Infliximab (anti-TNFa-Antikörper) notwendig werden.

Arthralgien, die unabhängig von der Grunderkrankung auftreten, sollten nicht mit nichtsteroidalen Antirheumatika oder -phlogistika (NSAR, s. Seite 38, 47) behandelt werden, da diese Medikamente häufig Schübe des Morbus Crohn oder der Colitis ulcerosa auslösen. In den Fällen wird zunächst eine Therapie mit Paracetamol und/oder Novalgin empfohlen. Falls diese Therapie nicht ausreicht, kann eine vorsichtige Therapie mit speziellen NSAR, sogenannten selektiven Cox-2-Hemmern (z. B. Etoricoxib), einsetzen.

Augensymptomatik

An den Augen kann bei vier bis 13 Prozent der Patienten eine Entzündung des Strahlenkörpers (Iridocyclitis), eine Entzündung der Regenbogenhaut (Uveitis anterior) oder eine Entzündung der Lederhaut (Episkleritis) meist während eines Schubes auftreten. Das äußert sich durch Schmerzen, Rötung der Augen und starke Lichtunverträglichkeit. Der Augenarzt wird die Diagnose stellen und die Symptome mit lokalen Steroidtropfen behandeln. Zusätzlich wird er die Pupillen durch Augentropfen erweitern, um entzündliche Verklebungen zu verhindern. Unter der Therapie kommt es meist innerhalb weniger Tage zu einer deutlichen Besserung und die Augensymptome heilen innerhalb von ein bis zwei Wochen komplett ab. In ganz wenigen Fällen entwickelt sich eine hartnäckige, chronische Uveitis anterior. Falls ein akuter Schub der Grunderkrankung vorliegt, wird er mit Steroiden behandelt. In sehr seltenen, therapierereresistenten Fällen kann eine Therapie mit einem TNFa-Antikörper notwendig sein.

Hauterscheinungen

An der Haut können – meist im Zusammenhang mit Schüben der Erkrankung – das Erythema nodosum und das Pyoderma gangraenosum auftreten. Das Erythema nodosum zeigt sich als gerötete, derb verdickte und bei Berührung schmerzhafte Veränderung der Haut. Sie tritt häufig an den Streckseiten der Unterschenkel auf. Das Erythema nodosum kann sich an allen Hautpartien zeigen und tritt bei etwa zehn bis 20 Prozent der Betroffenen im Verlaufe der Erkrankung auf.

Das Erythema nodosum ist nicht spezifisch für CED und kann auch bei anderen Erkrankungen auftreten, z. B. Sarkoidose (eine systemische Erkrankung des Bindegewebes), Tuberkulose, Yersioniose (infektiöse Durchfallerkrankung, die mit krampfartigen Bauchschmerzen und Fieber einhergeht), viralen Infekten. Meist liegt ein akuter Schub der Grunderkrankung vor, der mit Steroiden behandelt wird. Unter der Therapie der Grunderkrankung heilt das Erythema nodosum fast immer innerhalb von zwei bis drei Wochen ab.

Schwerer zu behandeln ist das Pyoderma gangraenosum. Dabei handelt es sich um flächige Geschwüre (Ulzerationen), die oft von einem dunkelroten Rand umgeben sind. Häufig beginnt das Pyoderma mit einer eitrigen Pustel, die sich ausbreitet und in das Geschwür (Ulkus) übergeht. Auch das Pyoderma zeigt sich häufig an den Unterschenkeln, kann aber auch alle Hautpartien betreffen. Wichtig ist, ein Pyoderma gangraenosum schnell zu erkennen – um chirurgische Therapien unbedingt zu vermeiden. Eine antibiotische Therapie ist nicht wirksam. Zum Einsatz kommen hochdosierte Steroide sowie Immunsuppressiva wie Cyclosporin und Tacrolimus.

Checkliste extraintestinale Manifestationen

Organ	Therapie
Gelenke	**Beachte Arthralgie versus Arthritis!** = Behandlung des Schubes, = bei schubunabhängigen Schmerzen Paracetamol/ Novalgin einsetzen, = keine NSAR (nichtsteroidale Antirheumatika), = bei chronischer Arthritis Azulfidine, Methotrexat, selektive Cox-Hemmer (Etoricoxib), in Einzelfällen Infliximab.
Augen (Iridocyclitis, Episcerlitis)	= lokale Steroidtropfen, = Behandlung des Schubes, = Augen weittropfen (vermeidet Komplikationen wie Verklebungen).
Haut (Erythema nodosum, Pyoderma gangraenosum)	= Behandlung des Schubs bei Pyoderma gangraenosum, zusätzlich = hochdosierte Steroide, = Immunsuppressiva wie Cyclosporin und Tacrolimus, = in Einzelfällen Infliximab, = keine chirurgische Intervention, da dies zur Verschlimmerung führt!
Leber (primär sklerosierende Cholangitis)	= Therapie mit Ursodesoxycholsäure (Ursofalk) 15–20 mg/kg, = endoskopische Therapie von Gallengangsverengungen, = regelmäßige Verlaufskoloskopien bei erhöhter Gefahr für Gewebeveränderungen (Dysplasien) im Dickdarm, = bei schnell voranschreitender Erkrankung oder häufigen Cholangitiden: Vorbereitung zur Lebertransplantation.

Auch die Therapie mit dem TNFa-Antikörper Infliximab kann erfolgreich sein.

Entzündete Gallengänge

Die primär sklerosierende Cholangitis (PSC, Entzündung der Gallengänge in der Leber) entwickelt sich bei etwa vier Prozent der Patienten mit CED – vorwiegend bei Betroffenen mit Colitis ulcerosa. Die kleinen und großen Gallengänge sind diffus entzündet und das führt zu Verengungen und Vernarbungen. Meist sind zuerst einige Leberwerte verändert – alkalische Phosphatase (AP), γ-GT. Um die Diagnose zu sichern, erhalten die Betroffenen eine endoskopische retrograde Cholangio-Pankreatikografie (ERCP) oder eine Darstellung der Gallenwege mit einer Magnetresonanzuntersuchung der Gallenwege (MRCP). Die Therapie erfolgt mit Ursodesoxycholsäure (15–20 mg/kg/Tag) sowie durch endoskopische Dehnung (Dilatation) erreichbarer, verengter Gallengänge. Bei einzelnen Betroffenen (vier bis zehn Prozent der Menschen mit PSC) kann sich auf dem Boden der chronischen Entzündung ein Gallenwegskarzinom entwickeln. Da das Risiko für Kolonkarzinome bei Betroffenen mit Colitis ulcerosa und PSC besonders erhöht ist, müssen regelmäßige Vorsorgekoloskopien und endoskopische Kontrollen der Gallenwege (ERC) erfolgen.

Eine Reihe von Therapieversuchen mit verschiedenen Immunsuppressiva waren nicht erfolgreich. Bei sich verschlimmerndem, progressivem Verlauf der Erkrankung oder häufigen bakteriellen Entzündungen der Gallenwege (Cholangitis) ist eine Lebertransplantation die einzige Therapiemöglichkeit.

Komplikationen bei CED

Nahezu jeder zweite, der an der chronisch entzündlichen Darmerkrankung leidet, macht im Verlauf der Zeit andere Begleiterkrankungen durch. In diesem Abschnitt werden Begleiterkrankungen wie die Entstehung von Gallen- oder Nierensteinen, die Verminderung der Knochendichte durch die chronisch entzündliche Erkrankung oder als Nebenwirkung der Therapie oder die Behandlung einer chronischen Blutarmut (Anämie) besprochen. Die Komplikationen treten an verschiedenen Organen und Strukturen des Körpers auf.

Gallensteine und Nierensteine

Eine Entzündung oder die operative Entfernung des terminalen Ileums führen zur verminderten Aufnahme (Malabsorption) von freien Fettsäuren, die dadurch vermehrt in den Dickdarm gelangen. Dort binden sich die Fettsäuren an den Mineralstoff Kalzium. Normalerweise bindet Kalzium sich im Dickdarm an Oxalsäure, die dann als unlösliches Kalziumoxalat über den Stuhl ausgeschieden wird. Dieses Kalzium steht bei der Malabsorption

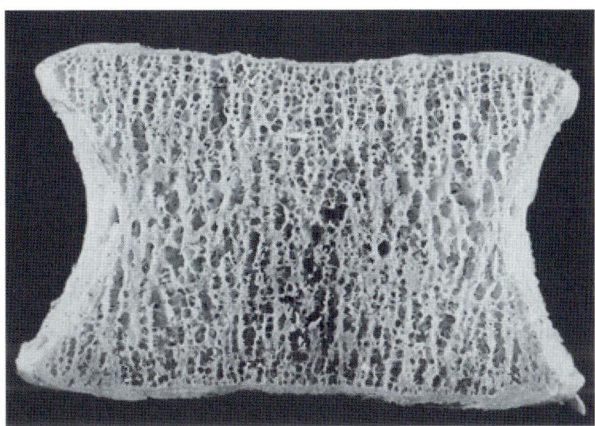

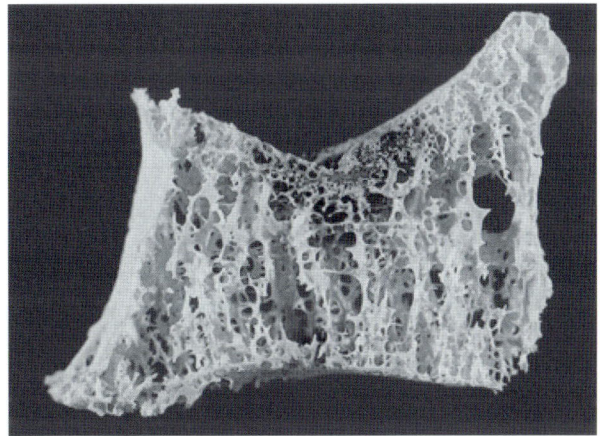

▶ Osteoporose. Die Knochen verlieren Ihre Dichte. Das untere Bild zeigt, wie zerbrechlich die betroffenen Strukturen sind.

von Fetten nicht mehr zur Bindung an Oxalsäure zur Verfügung. So kommt es zu einer vermehrten Aufnahme von Oxalsäure in den Körper. Kommen weitere Risikofaktoren hinzu, wie z.B. Flüssigkeitsmangel (Dehydratation), scheidet der Körper vermehrt Kalziumoxalat über die Nieren aus – das begünstigt die Entstehung von Nierensteinen (etwa bei zehn Prozent der Betroffenen). Zur Vorbeugung (Prophylaxe) empfiehlt sich

- ausreichend zu trinken,
- oxalreiche Nahrungsmitteln zu vermeiden (wie Spinat, Mangold, Sauerampfer, Rhabarber),
- eine Therapie mit Kalziumzitrat (800 mg/Tag) und Kaliumzitrat sowie
- die Therapie mit einem niedrig dosierten Diuretikum (Chlortalidon 25 mg/Tag, falls keine Kontraindikationen vorliegen), einem Mittel, das die Ausscheidung fördert.

51

Die Gallensteinbildung wird von mehreren Faktoren beeinflusst: Bei Entzündung des terminalen Ileums kommt es zu einer erhöhten Bilirubinkonzentration in der Galle, die die Gallensteinentstehung begünstigt.

Wenn die Knochendichte nachlässt

Mehr als die Hälfte der Betroffenen mit CED haben eine erniedrigte Knochendichte (Osteopenie). Insgesamt zehn bis 30 Prozent aller Erkrankten weisen eine deutlich erniedrigte Knochendichte (Osteoporose) auf. Bei Betroffenen mit erniedrigter Knochendichte und CED liegen bei bis zu 20 Prozent bereits Veränderungen der Wirbelkörper oder Wirbelkörperbrüche vor, ohne dass die Menschen dies bemerken. Deshalb sollten alle Betroffenen mit bekannten Risikofaktoren (chronische Aktivität der CED, längerfristige Steroidtherapie, ausgedehnte Dünndarmresektion, Untergewicht) mittels DEXA die Knochendichte messen und die Wirbelsäule röntgen lassen. Wer eine erniedrigte Knochendichte hat, sollte ausreichend Kalzium zu sich nehmen und Vitamin D substituieren. Bei Vorliegen von Wirbelkörperfrakturen werden Aminobisphosphonate eingesetzt.

Merke

Grundsätzlich sollten – unabhängig von der Knochendichte – bei jeder Kortisontherapie zur Vorbeugung einer Osteoporose gleichzeitig Kalzium und Vitamin D eingenommen werden.

Blutarmut (Anämie)

Eine Blutarmut (Anämie, d. h. ein Mangel von Hämoglobin – Hb –, einem Eiweiß, das den Sauerstoff transportiert), kann bei CED bedingt sein durch einen chronischen Blutverlust oder durch die chronische Entzündungsaktivität. Bei Nachweis einer Form der Blutarmut, der sogenannten hypochromen, mikrozytären Anämie (die roten Blutkörperchen sind durch Eisenmangel farbschwach und vermindert) erhalten die Betroffenen Blut substituiert. Um Ihre Reserven richtig einzuschätzen, sollte Ihr Arzt Eisen, Ferritin und die Transferrinsättigung bestimmen (zu beachten dabei: Ferritin kann in einer akuten Phase »normal« erhöht sein!). Fehlt dem Organismus Eisen und liegt der Hb etwa bei 10,5–12 mg/dl, können Betroffene im Prinzip Eisenpräparate (Tabletten) einnehmen (100–200 mg/Tag). Allerdings vertragen viele Menschen die Präparate nicht gut, sie bekommen etwa Oberbauchschmerzen, Durchfälle, Übelkeit. In Fällen von Unverträglichkeit, Nichtansprechen der oralen Therapie oder bei Anämien mit einem Hb < 10,5 mg/dl sollte deshalb eine intravenöse Eisengabe (unter Umgehung des Magen-Darm-Traktes, parenteral) erfolgen. Wegen ihrer sehr guten Verträglichkeit werden heute meist Eisensaccharat oder Eisenpolymaltose (statt Eisendextran oder Eisenglukonat) eingesetzt. Wie viel Eisen jemand benötigt, richtet sich nach Gewicht und Ausgangs-Hb. Eisenpolymaltose kann in einer Dosierung von bis zu 1000 Milligramm als Kurzinfusion intravenös (i. v.) verabreicht werden. Diese Therapie erreicht bei mehr als 70 Prozent der Betroffenen einen Anstieg des Hämoglobins um über 2 mg/dl. Bei nicht ausreichendem Anstieg des Hämoglobins unter intravenöser Eisengabe (Substitution) und ausgeprägter Anämie kann bei einzelnen Erkrankten die Gabe Erythropoetin (EPO) nötig sein.

Checkliste Komplikationen außerhalb des Darmes.

Organ	Therapie
Nierensteine	■ ausreichende Flüssigkeitszufuhr (> zwei Liter Urin/Tag) **bei Oxalatsteinen:** ■ Kalziumzitrat 800 mg/Tag ■ Kaliumzitrat (Uralyt) zwei bis drei Messlöffel/Tag ■ Chlortalidon 25 mg/Tag
Osteoporose	**bei erniedrigter Knochendichte:** ■ ausreichende Zufuhr von Kalzium (500–1000 mg/Tag) und Vitamin D (1000 internationale Einheiten – I.E. –/Tag) **bei jeder Steroidtherapie:** ■ Substitution mit Kalzium und Vitamin D (1000 I.E./Tag) **bei Brüchen (Frakturen):** ■ Indikation zur Therapie mit Aminobisphosphonaten!
Anämie	**bei Anämie mit Hb > 10,5** ■ orale Eisenpräparate (100–200mg/Tag) **bei Anämie < 10,5 oder Unverträglichkeit** von oralen Eisenpräparaten: ■ Eisensaccharat oder Eisenpolymaltose in die Vene

Extraintestinale Manifestationen bei 700 Patienten mit chronisch entzündlichen Darmerkrankungen – Einfluss des Befallsmusters auf die Häufigkeit (in Prozent).

	Colitis ulcerosa	Morbus Crohn (Befall Dickdarm)	Morbus Crohn (Befall Dick- und Dünndarm)	Morbus Crohn (Befall Dickdarm)
Gelenke	26	39	26	14
Haut	19	23	16	9
Augen	4	13	4	1

Greenstein AJ, Janowitz HD, Sachar DB. The extra-intestinal complications of Crohn's disease and ulcerative colitis: a study of 700 patients 1976; Medicine 55 (5): 401–412

Psychotherapeutische Begleitmaßnahmen

PD Dr. W. Häuser, Saarbrücken

Wie bei allen Erkrankungen können bei Morbus Crohn oder Colitis ulcerosa erschwerend seelische Probleme hinzukommen. Haben Sie das Gefühl, Ihre Krankheit nicht allein bewältigen zu können, hilft vielleicht ein Psychotherapeut, wieder zu neuer Lebensqualität zu finden.

Psychotherapie ist eine allgemeine Bezeichnung für alle Formen der Behandlung von seelischen oder seelisch mitbedingten körperlichen (psychosomatischen) Problemen. Ebenso wie es unterschiedliche Klassen entzündungshemmender Medikamente für die chronisch entzündliche Darmerkrankung gibt, existieren auch verschiedene psychotherapeutische Verfahren mit unterschiedlichen Ansatzpunkten und Zielsetzungen:

- Entspannungsverfahren wie autogenes Training, progressive Muskelentspannung nach Jacobson, Atem-Entspannung, darmbezogene Hypnose, Yoga oder Meditation zielen auf eine Beruhigung und Entspannung auf geistiger (Yoga, Meditation), muskulärer (Muskelentspannung) oder vegetativer (autogenes Training, Hypnose, Atem-Entspannung) Ebene. Diese Verfahren sind vor allem für die sinnvoll, deren Symptome stressabhängig sind.
- Die kognitive Verhaltenstherapie hat das Ziel, ungünstige krankheitsbezogene Gedanken und Verhaltensweisen zu ändern. Dieses Verfahren ist vor allem für Menschen geeignet, die ihren beruflichen Alltag und ihre Freizeitaktivitäten deutlich eingeschränkt haben – z. B. weil sie fürchten, nicht rechtzeitig eine Toilette zu erreichen. Schon der Gedanke, nicht rechtzeitig zu einer Toilette zu kommen, kann den Drang zur Stuhlentleerung auslösen. Durch eine Veränderung der irrationalen Anteile der Gedanken sowie einem Verhaltenstraining (z. B. schrittweises Durchführen von bisher gemiedenen Aktivitäten) wird der Handlungsspielraum der Betroffenen erweitert und ihre Lebensqualität gebessert. Im Falle von (krankheitsbedingter) Selbstunsicherheit können Rollenspiele mit dem Therapeuten oder in einer Gruppe von Mitbetroffenen helfen, die soziale Kompetenz zu stärken.
- Tiefenpsychologisch fundierte (psychodynamische) Psychotherapie sowie klientenzentrierte Gesprächspsychotherapie sind sinnvoll, wenn innere Konflikte die Symptome am Darm beeinflussen, z. B. Ärger über wichtige Bezugsper-

sonen bei gleichzeitigen Ängsten, den Ärger zu äußern und die Bezugsperson dadurch zu verlieren. In der psychodynamischen Therapie werden dem Betroffenen die inneren Konflikte und die daraus entstehenden Beziehungsprobleme verdeutlicht. In der Gesprächstherapie wird der Betroffene ermutigt, seine Gedanken und Gefühle zu äußern und sich ihrer bewusst zu werden. Dies soll Selbstannahme und Selbstverantwortung für die Erkrankung und die zwischenmenschlichen Beziehungen fördern. Denn Ihre Einstellung ist auch wichtig, um die Erkrankung gut zu bewältigen.

- Paar- und Familientherapien (abgeleitet aus der systemischen oder psychodynamischen oder kognitiven Therapie) beziehen den Partner beziehungsweise andere wichtige Bezugspersonen mit ein. Sie helfen dann, wenn anhaltende Beziehungsprobleme als Folge oder un-

abhängig von der chronisch entzündlichen Darmerkrankung bestehen.

- Körperpsychotherapieverfahren wie funktionelle Entspannung oder Feldenkrais haben die Wahrnehmung von Körperempfindungen und die Beeinflussung seelischer Prozesse über die Körpervorgänge (z. B. Berührung, aktive oder passive Bewegung) zum Ziel. Diese Verfahren sind vor allem zur Förderung eines positiven Körpergefühls und bei der Entwicklung neuer Sichtweisen der Erkrankung geeignet.

Ziele der Psychotherapie sind:
- Problembewältigung
- Hilfe zur Selbsthilfe
- Aktivierung von Ressourcen (eigene Stärken, Unterstützung durch die Umwelt)
- besseres Verständnis der eigenen Person und der eigenen Probleme

Wann kann der Psychotherapeut helfen?

Entgegen der weit verbreiteten Meinung ist der Einfluss psychosozialer Einflüsse auf die Entstehung chronisch entzündlicher Darmerkrankungen gering. Von einer typisch psychosomatischen Erkrankung, bei der ein seelischer Konflikt die körperlichen Probleme hervorruft, geht man heute bei Morbus Crohn und Colitis ulcerosa nicht mehr aus.

Scheuen Sie sich also nicht, mit dem Arzt Ihres Vertrauens über Ihre psychischen Probleme zu sprechen – bevor diese wo-

möglich in einer handfesten Depression enden. Das ist besser, als sich in trüben Gedanken zu vergraben und von anderen Menschen zurückzuziehen.

Merke

Eine Psychotherapie sollte nur dann erfolgen, wenn anhaltende seelische beziehungsweise soziale Probleme als Folgen oder negativer Einfluss auf die Erkrankung vorliegen, die Sie als Betroffener nicht aus eigener Kraft überwinden können.

Bei folgenden Konstellationen sollten Sie psychotherapeutische Hilfe unbedingt in Anspruch nehmen:

- Krankheitsbedingte zwischenmenschliche und soziale Probleme: Durch die Erkrankung kann es zu zwischenmenschlichen (sexuellen oder anderen Problemen in der Partnerschaft) oder sozialen (Probleme bei der Berufsausbildung oder am Arbeitsplatz durch Krankheit) Schwierigkeiten kommen.
- Überempfindlichkeit auf Alltagsstress: Ein Teil der Betroffenen reagiert auf Alltagsbelastungen (Sorgen, innere Anspannung) am Arbeitsplatz oder in der Partnerschaft/Familie dadurch, dass Durchfälle und Bauchschmerzen zunehmen.
- Ungünstige Krankheitsbewältigung: Der Verlauf eines Krankheitsschubs wird nicht nur durch körperliche Faktoren wie Intensität und Ausdehnung der Entzündung, sondern auch durch seelische Faktoren beeinflusst. Depressive Krankheitsbewältigung (Resignation, Grübeln, Rückzug) geht mit einem verlängerten Krankheitsschub einher.

Depressionen und Ängste

Durch die psychotherapeutische Begleittherapie lassen sich chronisch entzündliche Darmerkrankungen nicht heilen. Auch ein genereller positiver Einfluss auf den Krankheitsverlauf ist nicht belegt. Bewiesen ist jedoch eine positive Wirkung auf:

- Krankheitsbewältigung
- Lebensqualität
- seelisches Befinden

Basis jeder Behandlung ist eine vertrauensvolle und partnerschaftliche Beziehung zum Arzt. Viele Internisten und Chirurgen haben inzwischen eine Zusatzausbildung in psychosomatischer Grundversorgung. Sie können die ersten Ansprechpartner für seelische und soziale Probleme sein, die Sie durch Selbsthilfe und Unterstützung im sozialen Umfeld nicht lösen können.

Eine wichtige Quelle psychischer und sozialer Unterstützung sind Selbsthilfegruppen. Hier treffen Sie Menschen, die ähnliche Probleme haben und denen Sie nicht alles erklären müssen. Man versteht, wovon Sie sprechen. Scheuen Sie sich also nicht, sich einer Selbsthilfegruppe anzuschließen (s. Seite 89).

Leichtere seelische Störungen und Stress-Überempfindlichkeit lassen sich eigenständig oder mit ärztlicher bzw. psychologischer Unterstützung durch Förderung des Wohlbefindens, z. B. durch Entspannungsverfahren behandeln.

Stress bewältigen

Fast alle Menschen kennen aus ihrer persönlichen Erfahrung Situationen aus Beruf oder Familie beziehungsweise Partnerschaft, in denen sie sich überfordert fühlten und hektisch, nervös oder gereizt reagiert haben. Das wissenschaftliche Konzept »Stress« beschreibt die körperlichen, seelischen und geistigen Vorgänge in Organismen, die ablaufen, um die Anforderungen und Belastungen des Alltags (sogenannte Stressoren) zu meistern. Stress ist ein natürlicher Überlebensmechanismus und für die Entwicklung von Menschen unerlässlich (»guter« Stress oder Eustress). Übersteigen die Anforderungen jedoch dauerhaft die Bewältigungsfähigkeiten von Menschen, entsteht negativer Stress (Disstress) –, das geschieht auch, wenn eine chronische Unterforderung vorliegt.

Training zur Stressbewältigung kann dazu beitragen, negativem Stress vorzubeugen oder stressbedingte körperliche und seelische Beschwerden zu behandeln. Das Training analysiert die individuellen gedanklichen und verhaltensbezogenen Strategien zur Stressbewältigung, verstärkt wirksame individuelle Techniken und verändert unwirksame. Stressbewältigung umfasst gedankliche Strategien wie Problemanalyse, Selbstermutigung und Einstellungsänderungen sowie verhaltensbezogene wie Spannungsabbau durch Entspannungstraining oder Sport sowie Fertigkeitstraining und Zeitmanagement. Kurse bieten Volkshochschulen, Krankenkassen und teilweise sogar Arbeitgeber an.

Entspannung lernen

Autogenes Training (AT) spricht durch Selbstsuggestionen (z.B. »Ich bin ganz ruhig«) und die Vorstellung von Bildern (z.B. die Sonne wärmt meinen Bauch) das vegetative Nervensystem und die von ihm beeinflussten Organe an. Die Technik von Selbstsuggestion und inneren Bildern

kann ein Trainer (in AT weitergebildeter Arzt oder Psychologe) vermitteln. Betroffene können das Wissen auch anhand von Medien (Bücher, CD) selbst erwerben. Regelmäßiges Üben (ein- bis zweimal pro Tag zehn bis 20 Minuten) über zwei bis vier Wochen ist notwendig, um bereits bestehende Zustände der Anspannung zu reduzieren. Mithilfe des AT lassen sich auch stressbedingte Bauchschmerzen und Durchfälle lindern. Die Grundstufe des AT übt allgemeine körperliche Entspannung sowie die Beeinflussung von Atmung, Herzschlag und Bauchvorgängen. In der Mittelstufe entwickeln Praktizierende die AT Selbstsuggestionen. Mit deren Hilfe können sie individuelle Problemsituationen bewältigen. Die individuelle Vorsatzbildung ist z.B. zur Bewältigung von Selbstwertproblemen oder Angstgedanken und Vermeidungsverhalten (z.B. Meiden sozialer Aktivitäten aus Angst, nicht rechtzeitig eine Toilette zu erreichen) hilfreich.

Die progressive Muskelentspannung nach Jacobsen (PMR) benötigt auch Anleitung und regelmäßiges Üben, um die erwünschten Wirkungen zu erzielen. Durch die aufeinander folgende Anspannung der wichtigsten, willentlich zu beeinflussenden Muskeln (Arme, Nacken, Schulter, Bauch, Rücken, Gesäß, Beine) und deren anschließende Lockerung und Entspannung wird die Körperwahrnehmung verbessert. Weiterhin können verspannte Muskeln gelockert werden. Die Methode ist daher für Menschen mit Spannungskopfschmerzen und muskulär bedingten Rückenschmerzen besonders gut geeignet.

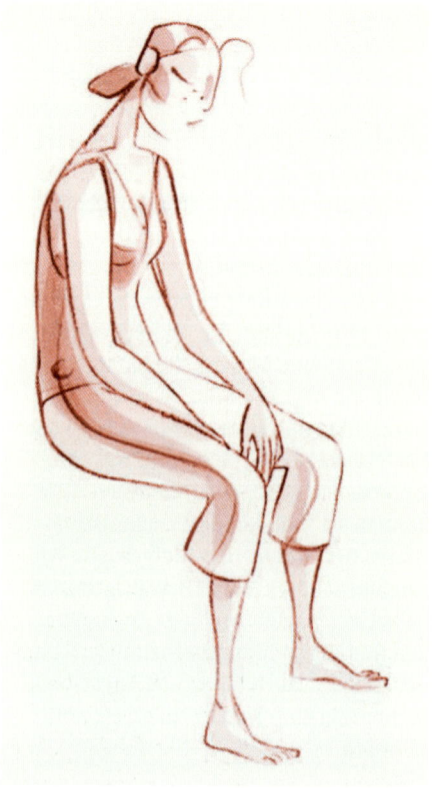

◀ Eine typische Haltung beim Autogenen Training ist der »Kutschersitz«. Wer lange übt, ist auch in hektischen Situationen in der Lage, sein individuelles Entspannungsprogramm ablaufen zu lassen.

Weiterhin kann die Muskelentspannung in Stresssituationen helfen, um überschießende Stressreaktionen (z. B. Muskelzittern oder Panikgedanken) abzubauen.

Atem-Entspannung (ruhiges und rhythmisches Atmen) kann mit dem autogenen Training oder der Muskelentspannung kombiniert werden. Ruhige Atmung wirkt entspannend auf Muskeln und vegetativ (nicht willentlich) beeinflusste Organe. Sollten sich Ihre psychosozialen Probleme durch diese Maßnahmen nicht innerhalb von drei bis sechs Monaten bessern, suchen Sie möglichst eine Fachpsychotherapie auf.

Wie finde ich die richtige Therapie?

Wer eine Psychotherapie startet, möchte einen geeigneten Therapeuten finden. Denn eine seelische Begleitung setzt unbedingt Vertrauen voraus. Das Branchenbuch ist wahrscheinlich der schlechteste Ratgeber. Besser ist, Sie schauen auf Expertenseiten im Internet nach oder fragen andere Betroffene. Und vor allem: Nehmen Sie sich die Zeit und lernen das Gegenüber kennen.

Folgende Personengruppen bieten Therapien an:
- Ärzte (z. B. Allgemeinärzte, Internisten) mit der Zusatzbezeichnung Psychotherapie
- Ärzte für psychosomatische Medizin und Psychotherapie
- Ärzte für Psychiatrie und Psychotherapie
- psychologische Psychotherapeuten

Die Behandlungskosten für alle Altersgruppen übernehmen die Krankenkassen, allerdings nur für Verhaltenstherapie und tiefenpsychologische beziehungsweise analytische Therapieverfahren.

Wenn Ihnen Freunde, Krankenkassen oder der Arzt bei der Suche nach einem geeigneten Psychotherapeuten nicht helfen können oder Sie mit den empfohlenen Therapeuten nicht klar kommen, finden Sie die Adressen und Telefonnummern niedergelassener Psychotherapeuten und psychosozialer Beratungsstellen im Branchenbuch (Gelbe Seiten) unter dem Stichwort »Psychotherapie«. Beratungsstellen finden Sie in manchen Orten bei gemeinnützigen Trägern (Caritas, AWO, Diakonie und andere) oder der Stadtverwaltung. Auch im Internet (s. Seite 93) können Sie fündig werden.

Wie finde ich einen qualifizierten Psychotherapeuten?

- Hat mir mein behandelnder Arzt, meine Selbsthilfegruppe oder die Deutsche Morbus Crohn/Colitis ulcerosa Vereinigung (DCCV) den Psychotherapeuten empfohlen? Schwerpunktpraxen und gastroenterologische Ambulanzen arbeiten meist mit Psychotherapeuten zusammen, die Erfahrung mit chronisch entzündlichen Darmerkrankungen haben. (Weitere Ansprechpartner sind die regionalen kassenärztlichen Vereinigungen oder Ihre Krankenkasse.)
- Hat der Psychotherapeut Erfahrungen in der Psychotherapie bei chronisch entzündlichen Darmerkrankungen?
- Wie sympathisch ist mir der Psychotherapeut? Versteht er mein Problem? Akzeptiert er mich als

Mensch? Kann ich offen mit ihm reden?

- Macht mir der Psychotherapeut einen einleuchtenden Behandlungsvorschlag, der auf mein spezielles Problem und meine Person abgestimmt ist? Beherrscht er mehrere psychotherapeutische Methoden?
- Ist der Psychotherapeut bei den Krankenkassen zugelassen?

Was ist das A und O für den Erfolg?

Die Qualität muss stimmen: Krankenkassen sehen Probesitzungen (maximal fünf Sitzungen) mit Psychotherapeuten vor. In dieser Zeit können Sie und der Psychotherapeut entscheiden, ob »die Chemie« zwischen ihnen stimmt und sie weiterhin miteinander arbeiten möchten. Sollte das nicht der Fall sein, hat es keine negativen Konsequenzen – weder für Sie noch für den Therapeuten. Nehmen Sie einfach Kontakt zu einem anderen Therapeuten auf. Eine Probefahrt mit einem möglichen neuen Auto ist ja auch eine Selbstverständlichkeit.

Arbeiten Sie aktiv mit: Der Erfolg der Psychotherapie hängt von Ihrer aktiven Mitarbeit ab. Das zeigt sich in Ihrer Bereitschaft, sich selbst und Ihre Probleme auch einmal aus einer anderen Perspektive zu betrachten und neue Verhaltensweisen auszuprobieren.

Der Therapeut muss fachlich und zwischenmenschlich in Ordnung sein: Genauso wie es unterschiedlich geschickte Chirurgen und unterschiedlich wirksame Medikamente gibt, ist nicht jeder Psychotherapeut gleichermaßen erfolgreich. Fachliche Qualität zeigt sich unter anderem darin, dass er Ihnen die psychotherapeutische Methode empfiehlt, die zur Lösung Ihres Problems am erfolgversprechendsten ist und dass er in mehreren psychologischen Verfahren ausgebildet ist.

Die Therapie ist in die medizinische Behandlung einbezogen: Rückmeldungen durch den Betroffenen und den Psychotherapeuten an den behandelnden Arzt über den Verlauf der Psychotherapie, soweit sie die entzündliche Darmerkrankung betreffen, sind wichtig.

Ihre Therapie auf dem Prüfstand

Prof. Dr. B. Siegmund, Berlin, C. Witte, Berlin, Dr. A. Raible, Reutlingen

Eine chronisch entzündliche Darmerkrankung begleitet Betroffene Ihr Leben lang. Sie werden immer wieder Entscheidungen für oder wider eine Therapie treffen müssen. Denn nicht nur Menschen ändern sich, auch die Erkrankung wandelt sich ständig. Checklisten können helfen, Ihre aktuelle Therapie und Ihr eigenes Verhalten durch Selbstbefragung zu überprüfen.

Morbus Crohn und Colitis ulcerosa sind chronische Erkrankungen, die Ihr Leben begleiten und verändern werden. Sie selbst, Ihre Lebensumstände und die Krankheitsaktivität sind naturgegeben einem Wandel unterzogen. Dies macht ein ständiges Anpassen und Ausgleichen zwischen den Anforderungen der jeweiligen Lebenssituation, der Krankheitsaktivität und der Therapie mit deren Auswirkungen nötig. Das fällt Ihnen leichter, wenn Sie hin und wieder eine Art »Selbstbefragung« durchführen.

Für Ihr persönliches Wohlergehen ist es wichtig, die Erkrankung als einen Teil Ihres Lebens zu verstehen. Beziehen Sie Ihren Morbus Crohn oder Ihre Colitis ulcerosa von Anfang an in Ihre Lebensplanung ein, aber lassen Sie nicht zu, dass sie Ihr Leben bestimmen. In einzelnen Phasen, z. B. einem heftigen Entzündungsschub, kann das natürlich vorübergehend der Fall sein.

CHECKLISTE

Selbstbefragung

- Wie ist meine aktuelle Lebenssituation?
- Wie aktiv ist meine Erkrankung?
- Welche Ziele verfolge ich in meinem Leben? Was will ich dafür tun?
- Wie wirkt sich meine Erkrankung auf mein Leben und meine Ziele aus?
- Wie kann ich meine Ziele anders erreichen?

Bleiben Sie Ihren Medikamenten treu!

Sehr wahrscheinlich müssen Sie für lange Zeit oder sogar zeitlebens regelmäßig Medikamente einnehmen. Nicht allen Betroffenen gelingt dies. Chronische Erkrankungen machen aber oft eine kontinuierliche Einnahme nötig, häufig auch in Phasen mit geringen oder fehlenden Beschwerden. Viele Menschen verbinden mit Medikamenten auch negative Gefühle. Bei langfristiger Einnahme entwickeln sie »ungute Gefühle« gegenüber den »Chemiebomben« und neigen dazu, die Medikamente nicht wie vorgesehen regelmäßig einzunehmen. Dieses Phänomen ist zunächst ganz unabhängig davon, ob spürbare Nebenwirkungen vorliegen oder nicht. Besonders schwierig wird es, der Therapie treu zu bleiben, wenn tatsächlich Nebenwirkungen auftauchen, z.B. bei der Einnahme von Kortison.

Diese Situation ist nur beherrschbar, wenn Betroffener und Arzt Klarheit über therapeutische Grundsätze schaffen. Jede Form einer Therapie ist ein Kompromiss zwischen Nutzen und Nebenwirkungen. Auch wenn Nebenwirkungen häufig unvermeidbar sind, ist das grundsätzlich angestrebte Ziel jeder Therapie, dass der Nutzen größer als der Schaden ist. Je nach Therapieerfolg und Ausprägung der Nebenwirkungen bewerten einzelne Menschen diesen Kompromiss unterschiedlich.

Bei unmittelbar spürbarer Linderung von Beschwerden, wie z.B. der Einnahme von Schmerzmitteln, sind Medikamente für die meisten von Ihnen sicher kein Problem. Bei chronischen Erkrankungen ist eine Therapie aber oft auch in symptom-

CHECKLISTE

Medikamente: Fragen an den Arzt

- Welche Medikamente und Therapieformen gibt es?
- Warum muss ich gerade jetzt diese Medikamente einnehmen?
- Wie wirken die Mittel und wann?
- Wie ist der realistische Erfolg?
- Mit welchen Nebenwirkungen muss ich rechnen?
- Was ist, wenn Nebenwirkungen auftreten?
- Welche Kontrolluntersuchungen sind nötig?
- Wie genau muss ich die Medikamente einnehmen?
- Muss ich mit Wechselwirkungen rechnen?
- Wie lange muss ich das Medikament einnehmen?
- Was passiert, wenn ich die Medikamente nicht schlucke?
- Gibt es alternative Möglichkeiten?
- Was kann ich noch tun, um meine Beschwerden zu lindern?

armen Phasen nötig. Dann spüren Sie im Extremfall nur die Nebenwirkungen. In solchen Zeiten ist die Therapietreue aber erfahrungsgemäß schlecht. Um sie zu stärken, sollten Sie unbedingt die in der Checkliste links aufgeführten Fragen für sich klären und gemeinsam mit dem Arzt besprechen.

Ergänzende Behandlungsformen

Jede wirksame Behandlung ist mit Nebenwirkungen verbunden, unabhängig davon, ob sie medikamentös, chirurgisch oder auf andere Weise erfolgt. Es liegt im gemeinsamen Interesse von Ärzten und Betroffenen, für Sie persönlich die Behandlungswege zu finden und zu beschreiten, die größtmögliche Wirksamkeit mit den geringsten und seltensten Nebenwirkungen verbinden.

Zu den am häufigsten gestellten Fragen gehören die nach komplementärmedizinischen Behandlungswegen. Eine überschaubare Anzahl komplementärmedizinischer Methoden erfährt auch im schulmedizinischen Bereich eine gewisse Anerkennung, dazu gehören Homöopathie, anthroposophische Therapieverfahren, die Traditionelle Chinesische Medizin einschließlich Akupunktur und auch einzelne Aspekte der aus dem Hinduismus stammenden ayurvedischen Medizin.

Das Feld der Methoden, die im Wechsel der Moden angeboten und auch vermarktet werden, ist unübersichtlich. Eine verlässlich erscheinende Entscheidungshilfe ist: Wenn die Versprechen ebenso groß sind wie die privat aufzubringenden Kosten, und wenn zudem eine Bedingung ist,

dass laufende andere Behandlungen abgebrochen werden, dann sollten Sie vorsichtig werden. Ist Ihnen beim Lesen das Wort »komplementärmedizinisch« aufgefallen? Hier steht ganz absichtlich nicht das oft gehörte Stichwort von der »Alternativ-Medizin«, denn ein Verfahren oder eine Medikation aus der komplementären Medizin sollte nicht alternativ, also als Ersatz einer laufenden Standardbehandlung

WISSEN

Komplementäre Therapien sind beliebt

Untersuchungen in Deutschland zeigen, dass gegenwärtig über 50 Prozent der Betroffenen mit einer chronisch entzündlichen Darmerkrankung schon mindestens einmal komplementärmedizinische Verfahren erprobt haben. Die oben erwähnten einzelnen Verfahren gehören zu den am häufigsten angewendeten. Dabei spielt die »Selbstbehandlung« offenbar eine ebenso große Rolle wie die Behandlung durch Ärzte und eine größere als die Behandlung durch Heilpraktiker oder andere Berufsgruppen.

durchgeführt werden, sondern allenfalls als Ergänzung.

Zu einem verantwortungsvollen Umgang mit Ihrer Erkrankung gehört, dass Sie mit allen Ärzten und Therapeuten über alle begangenen Behandlungswege reden. Wenn Sie einen Arzt für Naturheilverfahren konsultieren oder in anderer Weise nach komplementärmedizinischer Behandlung suchen, dann sollten Ihre »schulmedizinischen« Ärzte davon erfahren, um umfassend informiert zu sein.

Wenn es zu einer einzelnen Behandlungsform viele positive Erfahrungen gibt, dann werden regelmäßig wissenschaftliche Untersuchungen angestoßen und weiterverfolgt. Auf diesem Weg werden dann aus »komplementären Verfahren« »schulmedizinische Medikamente« – so zuletzt geschehen mit den Probiotika (Handelsnamen: Mutaflor®). Auf dem Weg sind klinische Studien beispielsweise zu den Eiern des Schweinepeitschenwurms (TSO) beim Morbus Crohn und zu Phosphatidylcholin (Lecithin) bei Colitis ulcerosa.

Operation: Pro und Contra

Es gibt Situationen, die aus medizinischer Sicht ein rasches Handeln erfordern, z. B. ein akuter Darmverschluss oder ein Abszess, der mit einer Blutvergiftung einhergehen kann. Hier ist der Verlauf schicksalhaft und die Operation ist unmittelbar notwendig.

Sehr viel häufiger kündigt sich bei Betroffenen die Notwendigkeit einer Operation schon über längere Zeit an, oder der Eingriff ist von vornherein nicht zwingend erforderlich. Es geht dann meist um die Frage, ob die Belastung und die Folgen des Eingriffs oder der zu erwartende Nutzen für den einzelnen Menschen überwiegen. Oft steht der Operationszeitpunkt zur Debatte, z. B. bei chronischen Darmverengungen: Zunächst treten vereinzelt Bauchschmerzen und manchmal auch Übelkeit auf. Die Beschwerden nehmen an Zahl und Intensität langsam zu. In diesen

Fällen geht es dann um die Frage, ob die Beschwerden noch vertretbar sind und wie lange eine medikamentöse Therapie bei nur teilweisem Erfolg fortgesetzt werden soll. Jeder muss sich selbst beantworten, wie viel er ertragen kann und will – das gilt auch für Nebenwirkungen der eingesetzten Medikamente und die Lebenssituation.

Als sehr belastend empfinden Betroffene zudem Eingriffe, bei denen ein künstlicher Darmausgang angelegt werden muss. Diese notwendigen Operationen werden oft verzögert durchgeführt, weil die Betroffenen Zeit brauchen, um sich mit der Situation vertraut zu machen. Wenn Sie sich in einer solchen Phase des Überlegens befinden, kann es hilfreich sein, Menschen kennenzulernen, die solche Eingriffe bereits erlebt haben. Solche Menschen finden Sie z. B. in einer Selbsthilfegruppe.

CHECKLISTE

Operation – Fragen an den Arzt

- Warum ist eine Operation notwendig? Gibt es Alternativen?
- Wie genau verläuft der Eingriff? Welche Technik wird angewandt? Gibt es unterschiedliche Techniken? Welche Gründe sprechen für die empfohlene Version? Gibt es kosmetische Aspekte, die geklärt werden müssen?
- Mit welchem Erfolg kann ich rechnen? Welche negativen Auswirkungen sind möglich?

- Wie lange muss ich im Krankenhaus bleiben? Wann kann ich wieder arbeiten?
- Gibt es eine Klinik, die auf diese Operation spezialisiert ist? Welcher Chirurg wird mich operieren?
- Können Sie mir Betroffene nennen, die eine solche Operation hinter sich haben?

Fragen Sie sich selbst

- Wie stehe ich zu der empfohlenen Therapie?
- Was erwarte ich?

- Welche Ängste habe ich?
- Welche Einwände habe ich?

Antworten auf diese Fragen werden Ihnen helfen, eine klare Position zum Vorgehen und vielleicht hinsichtlich einer bestimmten Behandlung zu finden. Ihren Arzt sollten Sie auf jeden Fall über Ihre Entscheidung informieren. Besonders dann, wenn Sie die von ihm verordneten Medikamente nicht einnehmen oder komplementärmedizinische Therapieformen ausprobieren möchten. Im Regelfall wird er Ihre persönliche Entscheidung respektieren und Sie weiterhin begleiten.

Wenn es Kinder und Jugendliche trifft ...

Die Behandlung von Kindern und Jugendlichen stellt eine besondere Anforderung dar, da Erkrankung und Therapie nicht nur Auswirkungen auf das körperliche Befinden, sondern auch auf das Wachstum und die Entwicklung der Kinder haben. Psychische und soziale Belastungen machen die Situation zusätzlich kompliziert.

Betroffen sind nicht nur die erkrankten Kinder und Jugendlichen, sondern häufig ganze Familien.

Meistens koordinieren die Eltern die Behandlung bei jüngeren Kindern, später übernehmen die Jugendlichen dann mehr und mehr selbst die Verantwortung. Bei

Kindern und Jugendlichen sind die Beschwerden zu Beginn oft unspezifisch oder zeigen sich außerhalb des Darmes als Müdigkeit oder Gelenkbeschwerden. Das macht die Einschätzung schwierig und die Diagnose wird meist erst verzögert gestellt. Oft dann, wenn anhaltende schleimige oder blutende Durchfälle auftreten. Denn: Eine Darmspiegelung erfolgt bei Kindern meist in Narkose und deshalb erst spät und bei eindeutigen Darmbeschwerden.

Bei Kindern und Jugendlichen treten auch Mangelernährung, Blut- und Eiweißverluste über den Darm auf. Eine Therapie mit Kortison führt zu Störungen in der Größen- und Gewichtszunahme. Das Ziel jeder Therapie ist deshalb: Geringe Entzündungsaktivität, damit Wachstum und Pubertätsentwicklung möglichst ungestört verlaufen. Kortison muss möglichst sparsam eingesetzt werden. Jugendliche leiden gerade in der Phase der Hormonumstellung vermehrt unter Nebenwirkungen und verarbeiten diese schlechter. Eltern sollten frühzeitig mit dem Arzt besprechen, ob eine Ernährungstherapie (z. B. mit Trinknahrung) sinnvoll ist, da Defizite in der Entwicklung ansonsten nur schwer aufzuholen sind.

Die Kombination einer chronischen Erkrankung mit den besonderen Problemen eines heranwachsenden Kindes macht eine sehr intensive Betreuung notwendig und sollte nur durch erfahrene Ärzte erfolgen. Der Arzt muss mit den berechtigten Forderungen der Jugendlichen nach Selbstständigkeit, eigener Krankheits-

CHECKLISTE

Kinder und Jugendliche – Fragen an den Arzt

- Welche Untersuchungen sind geplant?
- Wo erfolgen die Untersuchungen? Haben die Ärzte Erfahrung im Umgang mit Kindern? Wie erfolgen die Untersuchungen? Wie wird das Kind aufgeklärt und vorbereitet? Wie ist der genaue Ablauf?
- Welche Ausbreitung und welcher Schweregrad der Darmerkrankung liegen vor?
- Wie ist der Ernährungszustand? Besteht ein Wachstumsrückstand? Wie verläuft die Pubertätsentwicklung?
- Welche Therapie, welche Medikamente sind vorgesehen? Was sind die Wirkungen und die Nebenwirkungen? Gibt es spezielle Aspekte bei Kindern und Jugendlichen?
- Welche zusätzlichen Maßnahmen sind nötig, um die Krankheitsbewältigung zu verbessern?
- Soll der Lehrer in der Schule informiert werden? Gibt es in der Schule ausreichende Möglichkeiten, eine Toilette zu benutzen? Soll das Kind am Schulsport teilnehmen? Brauche ich für mein Kind entsprechende ärztliche Bescheinigungen?
- Welche Form der Verhütung soll bei Mädchen gewählt werden?

einsicht und Verantwortung angemessen und verständnisvoll umgehen können. Besonders Kinder- und Jugendärzte, die sich auf die Krankheiten des Verdauungssystems spezialisiert haben (pädiatrische Gastroenterologen), besitzen nicht nur das notwendige Fachwissen über chronisch entzündliche Darmerkrankungen, sondern kennen auch die Besonderheiten der Erkrankungen bei Kindern und Jugendlichen.

Lust statt Frust

Männer, die an Morbus Crohn oder Colitis ulcerosa leiden, sind oft nicht in ihrem Sexualleben beeinträchtigt. Frauen hingegen haben manchmal Schmerzen beim Geschlechtsverkehr. In Phasen vermehrter Krankheitsaktivität kann der Wunsch nach Sex (Libido) nachlassen. Die Wahrnehmung des Körperbildes und der sexuellen Anziehung auf den Partner kann durch eine chronisch entzündliche Darmerkrankung beeinträchtigt sein, z.B. wenn Fisteln oder ein künstlicher Darmausgang vorhanden sind. Dies kann eine Partnerschaft natürlich erheblich belasten.

Vielen Menschen ist es unangenehm, mit ihrem Arzt darüber zu sprechen. Und doch ist es überaus wichtig, dass er weiß, inwiefern die chronisch entzündliche Darmerkrankung Ihre Lebensqualität beeinflusst. Nur so kann er Ihnen helfen, Lösungen zu finden oder die Beschwerden zu lindern. Prinzipiell ist eine unbefriedigend erfahrene Sexualität auch ein Aspekt, der zu einer intensivierten Therapie oder zu einer Therapieumstellung führen kann. Wenn schmerzhafter Geschlechtsverkehr oder perianale Fisteln die sexuelle Aktivität einschränken, dann können symptomatische Maßnahmen, ein Partnergespräch oder gezielte psychotherapeutische Maßnahmen hilfreich sein.

WISSEN
Frauen und CED

Beachten Sie, dass in Phasen heftiger Durchfälle die Anti-Baby-Pille nicht ausreichend aufgenommen wird und deshalb der Empfängnisschutz unzureichend ist. Die Verhütung mittels Spirale kann Komplikationen haben. Besprechen Sie dies mit Ihrem Frauenarzt. Zudem kann eine Therapie mit Kortison oder Azathioprin zu vermehrten Scheideninfektionen führen.

CED und Kinderwunsch: Passt das zusammen?

Frauen und Männer mit chronisch entzündlichen Darmerkrankungen können Kinder bekommen. Deshalb ist der mögliche Kinderwunsch bei jungen Betroffenen ein Aspekt, der bei jeder Form von Diagnostik und Therapie berücksichtigt werden muss. Zu beachten ist: Nach größeren Operationen im kleinen Becken kann es bei Frauen zur Unfruchtbarkeit kommen, einige Medikamente dürfen bei Kinderwunsch nicht eingesetzt, und Röntgenuntersuchungen sollten zurückhaltend durchgeführt werden.

Wenn Sie betroffen sind und sich Kinder wünschen, sprechen Sie am besten mit Ihrem Arzt über den geeigneten Zeitpunkt einer Empfängnis. Generell raten Ärzte

CHECKLISTE

Kinderwunsch – Fragen an den Arzt

- Welche Faktoren beeinflussen die Fruchtbarkeit?
- Können Morbus Crohn und Colitis ulcerosa vererbt werden? Wenn ja, wie groß ist die Wahrscheinlichkeit, dass mein Kind auch an dieser Krankheit leiden wird?
- Welche Untersuchungen sind vor einer geplanten Schwangerschaft erforderlich? Muss ich besondere Medikamente einnehmen?
- Welche Medikamente sind im Hinblick auf Empfängnis, Schwangerschaft und Stillen problematisch? Muss ich meine bisherige Therapie umstellen?
- Besteht ein erhöhtes Risiko für Komplikationen in der Schwangerschaft? Gibt es ein höheres Risiko, dass mein Kind mit einer Missbildung auf die Welt kommt? Verläuft die Entwicklung des Embryos normal?
- Beeinflusst die Aktivität der Darmerkrankung die Schwangerschaft? Kann es durch eine Schwangerschaft zu einem akuten Entzündungsschub kommen? Wie würde er sich auf das Ungeborene auswirken?
- Was passiert, wenn ich einen akuten Schub bekomme? Kann ich auch während der Schwangerschaft Medikamente einnehmen? Könnte ich im Notfall operiert werden?
- Sind besondere Untersuchungen während der Schwangerschaft nötig? Und wenn ja, wer nimmt sie vor?
- Sind frühere Operationen oder ein künstlicher Darmausgang ein Problem für Schwangerschaft und Entbindung?
- Haben mein betreuender Arzt und mein Frauenarzt bereits miteinander gesprochen?
- Wo soll ich entbinden?
- Kann ich natürlich entbinden oder muss bei mir in jedem Fall ein Kaiserschnitt erfolgen?
- Kann ich mein Kind stillen?

von einer Empfängnis in Phasen vermehrter Entzündungsaktivität ab. Bei Kinderwunsch kann die Einnahme einiger Medikamente nicht möglich (z. B. Methotrexat) oder schwierig (z. B. Sulfasalazin) sein. Es gilt in jedem Fall, den Kinderwunsch gegen das Gesundheitsrisiko für die Frau abzuwägen.

Möchten Sie schwanger werden, sollten Sie vor allem vorbeugend Folsäure einnehmen.

Informieren Sie Ihre Ärzte (Gastroenterologe und Frauenarzt), wenn Sie eine Schwangerschaft planen oder bereits schwanger sind. Ist es zu einer ungeplanten Schwangerschaft gekommen, wenden Sie sich auch unmittelbar an Ihren betreuenden Arzt, um die laufende Therapie zu überprüfen und gegebenenfalls zu korrigieren. Die wird in der Schwangerschaft vermehrt benötigt, kann aber durch die Erkrankung und/oder Therapie vermindert sein.

Höheres Lebensalter

Schon in jungen Jahren, besonders aber mit zunehmendem Alter, treten zusätzliche Erkrankungen auf, die die Einnahme weiterer Medikamente notwendig machen. In solchen Situationen kann es sein, dass die übliche Therapie der Darmerkrankung angepasst werden muss. Beispiele sind:

- Bei einer Blutzuckererkrankung ist damit zu rechnen, dass bei Gabe von Kortison die bisherige Diabetestherapie nicht ausreicht. Eine enge Überwachung ist dann notwendig.
- Auch ein Bluthochdruck kann sich verschlimmern, deshalb kann vorübergehend die Gabe zusätzlicher Medikamente notwendig sein.
- Eine Star-Erkrankung am Auge kann sich verschlechtern.
- Bei Verletzungen des Schließmuskels, wie sie Frauen manchmal nach Geburten haben, kann bereits milder Durchfall eine Stuhlinkontinenz nach sich ziehen. Dann wäre eine intensivere und frühere Therapie zu erwägen.
- Bei vorliegender Osteoporose ist der Einsatz von Kortison besonders kritisch. Ärzte müssen dann eine adäquate Therapie und eine intensive Überwachung gewährleisten.

Wie ist Ihre Befindlichkeit?

Ein wichtiger abschließender Aspekt ist die richtige Einschätzung der individuellen Beschwerden. Der Darm und die Psyche hängen bei vielen Menschen eng zusammen. So ist es z. B. nicht immer leicht zu unterscheiden, ob ein Mensch traurig ist, weil er Bauchschmerzen hat oder ob die Bauchschmerzen Ausdruck eines seelischen Leidens oder einer Depression sind. Verständlicherweise sind die Therapien in beiden Fällen grundsätzlich verschieden.

Eine Reihe typischer Beschwerden listet die Checkliste auf den folgenden Seiten

auf. Sie lässt sich – je nach Befindlichkeit – individuell fortsetzen. Diese Checkliste kann Sie z.B. bei der Vorbereitung auf Ihren nächsten Arzttermin unterstützen.

Checkliste zur Beschwerdefeststellung

Beschwerden	trifft zu	trifft nicht zu	mit Arzt besprechen
Bauchschmerzen	☐	☐	☐
Gelenkschmerzen	☐	☐	☐
Fieber	☐	☐	☐
Durchfall	☐	☐	☐
Blähungen	☐	☐	☐
Völlegefühl	☐	☐	☐
Aufstoßen	☐	☐	☐
Darmgeräusche	☐	☐	☐
Abgang von Winden	☐	☐	☐
unkontrollierbarer Stuhldrang	☐	☐	☐
unwillkürlicher Stuhlabgang	☐	☐	☐
Einschränkung beim Essen	☐	☐	☐
Übelkeit	☐	☐	☐
Erbrechen	☐	☐	☐
Schlafstörungen	☐	☐	☐
Müdigkeit	☐	☐	☐
Konzentrationsmangel	☐	☐	☐
Kraftlosigkeit	☐	☐	☐

Beschwerden	trifft zu	trifft nicht zu	mit Arzt besprechen
wenig Ausdauer	☐	☐	☐
geringe Aktivität	☐	☐	☐
Unwohlsein	☐	☐	☐
Traurigkeit	☐	☐	☐
Stimmungswechsel	☐	☐	☐
Ärger über die Erkrankung	☐	☐	☐
Angst vor einem Schub	☐	☐	☐
Angst vor Untersuchungen	☐	☐	☐
Angst vor Operationen	☐	☐	☐
Angst vor Medikamenten	☐	☐	☐
Partnerprobleme	☐	☐	☐
Schulprobleme	☐	☐	☐
Unzufrieden mit äußerer Erscheinung	☐	☐	☐
Überforderung	☐	☐	☐
Nervosität	☐	☐	☐

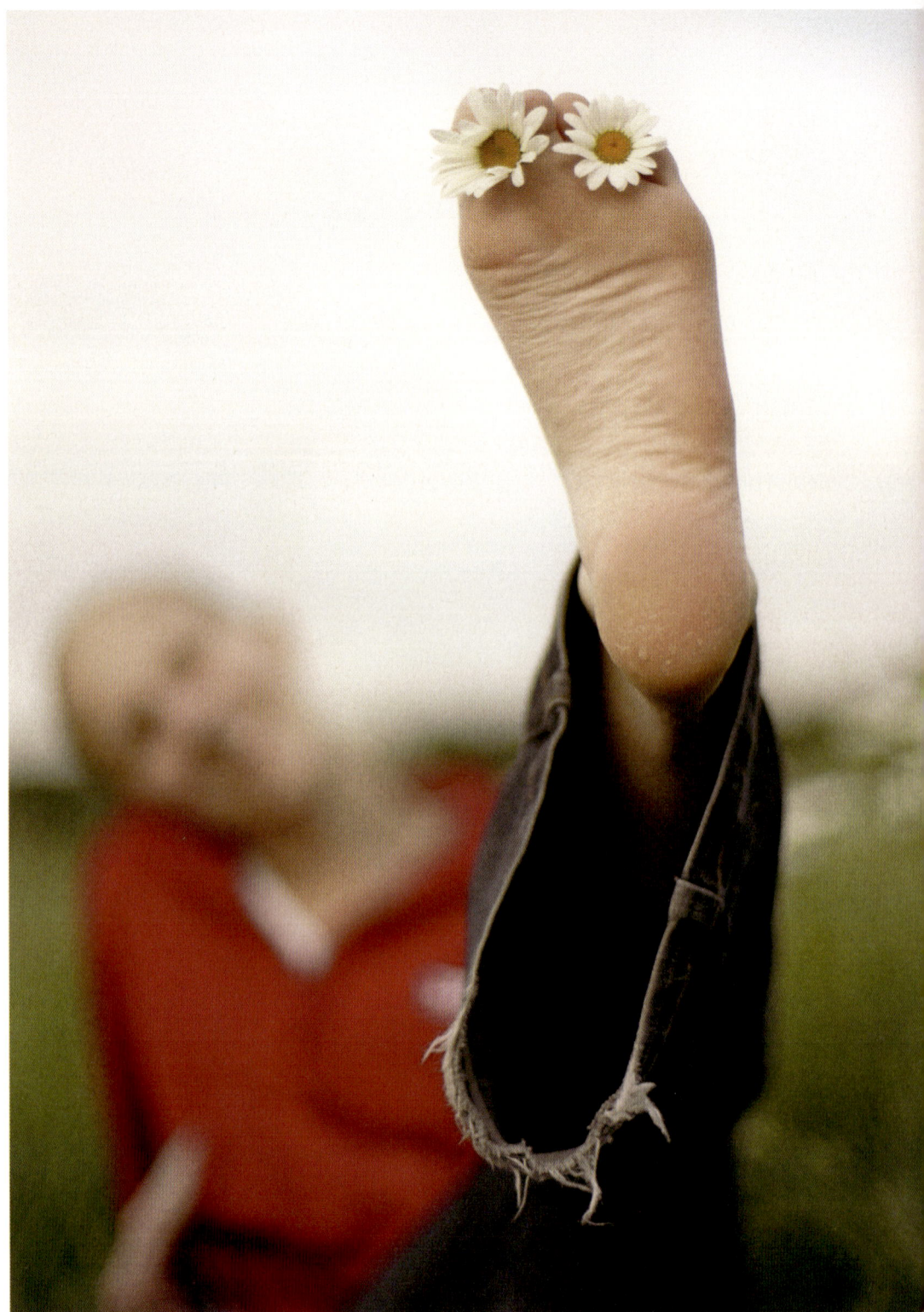

Teil 3: Das können Sie selbst tun!

Merken Sie sich: Sie sind nicht zum Warten verurteilt. Beeinflussen Sie den Verlauf Ihrer Erkrankung aktiv. Informieren Sie sich in diesem Kapitel über Entspannungshilfen, praktische Hilfen und vieles mehr.

Ernährung

Ulf Steder-Neukamm, Kerpen, Christine Witte, Berlin

»Darf ich jetzt noch alles essen?« Diese Frage stellen viele Betroffene, wenn sie die Diagnose einer chronisch entzündlichen Darmerkrankung erhalten. Sie kann weder eindeutig verneint noch eindeutig für jeden Betroffenen bejaht werden.

Wichtig ist: Es gibt keine bestimmte »Diät«, keine einheitliche Vorschrift, die für alle Betroffenen gilt und deren Beachtung den Darm oder die Erkrankung zur Ruhe bringt.

In Abhängigkeit von der eigenen Krankheitssituation, eventuell vorliegenden Unverträglichkeiten und natürlich eigenen Vorlieben und Abneigungen, sollte jeder seinen Speiseplan so gestalten, dass eine gute Versorgung mit allen wichtigen Nährstoffen und ein guter Ernährungszustand gewährleistet sind. Die Basis für die Ernährung bei Morbus Crohn und Colitis ulcerosa ist sicherlich eine »gesunde« und abwechslungsreiche Auswahl der Nahrungsmittel. Notwendig ist, die Energiezufuhr dem Bedarf des Körpers so anzupassen, dass ein Gewichtsverlust möglichst verhindert wird.

Die chronisch entzündlichen Darmerkrankungen haben allerdings oft Auswirkungen auf die Verwertung der Nahrung und auf die Versorgung mit wichtigen Bausteinen für unseren Stoffwechsel: Dies gilt es im Einzelfall zu beachten und entsprechend gegenzusteuern, über einen angepassten Ernährungsplan.

Merke

Vergessen Sie nicht: Essen hat etwas mit Genuss zu tun. Essen Sie alles, was Ihnen guttut. Mahlzeiten wirken auch bei einer chronisch entzündlichen Darmerkrankung ganz unmittelbar auf das Wohlbefinden. Gutes Essen ist auch Lebensqualität.

Bei der Entstehung einer chronisch entzündlichen Darmerkrankung kommen genetische Veranlagung und äußere Einflussfaktoren zusammen (siehe S. 15). Da Morbus Crohn und Colitis ulcerosa nach 1950 besonders in den Industriestaaten zunahmen, hat man vielfach vermutet, es handle sich bei ihnen um »Zivilisationskrankheiten« und die gesellschaftliche Ernährungsumstellung sei ein Auslöser. Vor allem der gestiegene Verzehr von einfachen Kohlenhydraten und industriell verarbeiteten Fetten wurde verdächtigt. Diese Vermutungen konnte die Wissenschaft jedoch bisher nicht bestätigen.

Untersuchungen konnten zwar zeigen, dass Betroffene mit einer chronisch entzündlichen Darmerkrankung sich vor Krankheitsbeginn anders ernähren als Nichtbetroffene. Aber noch ist nicht geklärt, ob diese anderen Ernährungsgewohnheiten tatsächlich zum Ausbruch der Erkrankung beigetragen haben.

Nahrungsmittelunverträglichkeiten und Allergien

Nahrungsmittelunverträglichkeiten sind bei Morbus-Crohn- und Colitis-ulcerosa-Betroffenen häufiger als bei Nichtbetroffenen. Ganz unabhängig davon, ob diese Unverträglichkeiten schon vor der Erkrankung bestanden haben oder erst mit den ersten Entzündungszeichen auftraten – wichtig ist, dass Sie die persönlichen Unverträglichkeiten kennen und beachten.

Besonders häufig ist die Laktose-Intoleranz, die Unverträglichkeit von Milchzucker. In Westeuropa reagiert etwa jeder vierte Erwachsene auf den Genuss größerer Mengen von Milch mit Blähungen oder Durchfall. Während eines Krankheitsschubes nimmt eine Laktoseintoleranz meist zu. Kleinere Mengen von Milch, gereifte Käsesorten und Sauermilchprodukte bereiten oft keine Beschwerden. Bei Verdacht kann der Arzt mit einem einfachen Atemtest eine Laktose-Intoleranz nachweisen. Besteht die Unverträglichkeit, sollten Sie besonders auf die Versorgung mit Kalzium achten, da Ihnen die Milchprodukte für die Zufuhr nicht mehr ausreichend zur Verfügung stehen.

WISSEN

Führen Sie ein Ernährungstagebuch

Das einfachste Instrument, um einen verträglichen und ausgewogenen Speiseplan zu erstellen, ist das Ernährungstagebuch.

Notieren Sie Mahlzeiten und Zwischenmahlzeiten über einige Wochen und vermerken Sie gleichzeitig, wie gut Sie diese vertragen haben. So kann sich nach kurzer Zeit ein erster Eindruck davon ergeben, wie eine persönliche Speisekarte aussehen kann – und was darauf besser nicht stehen sollte.

Es kann hilfreich sein, nicht nur die Grundstoffe der Mahlzeiten, sondern auch die jeweilige Zubereitungsform, z. B. gebraten, gekocht, gedünstet, zu beachten. Ein solches Ernährungstagebuch bildet die Grundlage für eine Ernährungsberatung – falls diese nötig werden sollte.

Mangelzustände müssen nicht sein

Eine Mangelsituation kann verschiedene Gründe haben. Oft verschwindet bei stärkerer Krankheitsaktivität der Appetit und die Nahrungszufuhr sinkt. Bei erhöhter Entzündungsaktivität und Durchfällen verliert der Körper Eiweiße (Proteine) und Mineralstoffe, gleichzeitig ist der Bedarf des Stoffwechsels aber erhöht. Auch Medikamente können die Verwertung bestimmter Nahrungsstoffe beeinflussen. Übrigens ist Untergewicht bei Betroffenen mit Morbus Crohn häufiger als bei Colitis-ulcerosa-Erkrankten. Bei Kindern hemmt die Unterversorgung das Wachstum und muss deswegen dringend behandelt werden.

WISSEN

Enterale Ernährung

Bei Morbus Crohn kann die sogenannte enterale Ernährung, also die vollständige Umstellung auf angepasste medizinische Trinknahrungen, bei leichten bis mittleren Schüben wirksam sein. Bei schwersten Schüben von Colitis ulcerosa wird in der Klinik oft zusätzlich zu Medikamenten auf eine vollständige Ernährung über Infusionen umgestellt. Die künstliche (parenterale) Ernährung umgeht den Verdauungstrakt, der damit ruhiggestellt wird und sich »erholen« kann.

Eine Unterversorgung mit einzelnen Nahrungsbestandteilen kann mit Gewichtsverlust einhergehen. Eine Störung der Fettverdauung etwa kann eine Unterversorgung mit den fettlöslichen Vitaminen A, D, E und K nach sich ziehen. Gleichwohl sind Laboruntersuchungen der Vitamine im Körper meist nur bei Betroffenen mit schweren und langjährigen Verläufen notwendig. Ein wachsamer Blick des Behandlers auf mögliche Zeichen von Unterversorgungen ist dagegen sehr wichtig. Die »vorbeugende« Einnahme von Vitaminpräparaten ist nicht empfehlenswert.

Gezielte Ernährung kann Untergewicht oder Mangelzustände ausgleichen und somit ein Baustein der Behandlung sein. Eine Ernährungsberatung ist sinnvoll, aber schon die Ergänzung mit einer medizinischen Trinknahrung kann sich positiv auf Ihr Befinden auswirken.

Symptome und Folgen von Unterversorgungen sind:
- Eisen-, Vitamin B_{12}- und Folsäuremangel: Blutarmut
- Kalzium- und Vitamin-D-Mangel: Knochenstoffwechselstörungen mit Osteoporosegefahr

Seltener sind Mangelzustände etwa bei Vitamin A, Zink und Selen (diese Stoffe bitte nicht ohne ärztliche Absprache einnehmen!).

Weitere Informationen liefert unter anderem eine Broschüre zu diesem Thema, die in der DCCV-Geschäftsstelle (s. Seite 94) angefordert werden kann. Sollten Sie Komplikationen oder schwierige Situationen während der Erkrankung haben, sprechen Sie auch mit Ihrem Arzt darüber, ob Sie die Ernährung vielleicht anpassen sollten – vorübergehend oder dauerhaft.

Was ist wo drin?

- Eisen ist in vielen Nahrungsmitteln enthalten, besonders in Fleisch, Hirse, Roggenbrot, Rohkost, Hülsenfrüchten, Beerenobst. Gehemmt wird die Eisenaufnahme durch Kaffee und schwarzen Tee, gefördert durch Vitamin C – also ist es sinnvoll, ein Glas Orangensaft zum Essen zu trinken.

- Vitamin B_{12} findet sich in allen Nahrungsmitteln tierischen Ursprungs.
- Folsäure steckt unter anderem in Spargel, Spinat, Fenchel, Kohl, Vollkornprodukten und Eiern.
- Kalziumlieferanten sind Milch und Milchprodukte, Hartkäse, aber auch Salate.
- Vitamin D ist unter anderem in Fisch enthalten, in Hartkäse sowie in vielen »angereicherten« Lebensmitteln. Für den Vitamin-D-Haushalt ist übrigens auch regelmäßiges Sonnenlicht auf der Haut wichtig.
- Vitamin A findet sich als »Retinol« in tierischen Produkten und als »Betakarotin« in orangeroten Gemüsesorten (z. B. Möhren).
- Selen findet sich wie Zink in Fisch, Leber, Getreide; besonders reich an Zink sind Muscheln und Nüsse.

Wohlbefinden: Kleine Schule des Genießens

PD Dr. W. Häuser, Saarbrücken

Gerade wenn die Lebensqualität unter einer chronisch entzündlichen Darmerkrankung leidet, ist es umso wichtiger, Ihr Wohlbefinden und Ihre innere Balance zu fördern. Genießen Sie das Essen, Zeit für sich und die mit Freunden. Eigene Zufriedenheit beeinflusst die Gesundheit nachweislich. Aber bitte: Verzichten Sie auf das Rauchen.

Wohlbefinden wirkt sich positiv auf Körper, Seele und Geist aus. Stimmung und Lebensfreude steigen. Die Konzentrationsfähigkeit verbessert sich, die Gedanken bezüglich der eigenen Person und der Umwelt werden positiv. Gezielte Maßnahmen zur Förderung des Wohlbefindens können dazu beitragen, negative seelische und soziale Folgen der körperlichen Erkrankung zu mindern und die Lebensqualität zu erhalten und zu verbessern.

Wohlbefinden ist kein Luxus. Jeder kann es sich leisten. Genussregeln weisen den Weg zu mehr Wohlbefinden, Ruhe und Lebensqualität. So trivial das folgende Genussprogramm in seinem Aufbau scheint, so weitreichend ist es in seinen Konsequenzen. Es lenkt Ihre Aufmerksamkeit auf positives Erleben.

Bezogen auf Entspannung bedeuten diese Genussregeln:

- Reservieren Sie sich ausreichend Zeit. Sie haben ein Recht auf Entspannung.
- Lassen Sie sich durch nichts und niemanden stören. Stellen Sie Telefon und Handy ab.
- Finden Sie das für Sie richtige Verhältnis von Entspannung und Aktivität.
- Es gibt viele Entspannungsmethoden. Suchen Sie sich eine aus, die Ihnen gefällt.
- Um ein Entspannungsverfahren effektiv anwenden zu können, müssen Sie es eine gewisse Zeit üben.
- Entspannung gehört zum Alltag.

WISSEN

Lernen Sie genießen!

- Genuss braucht Zeit.
- Genuss ist erlaubt.
- Genuss geht nicht nebenbei.
- Weniger ist mehr.
- Suchen Sie sich aus, was Ihnen guttut.
- Genießen Sie jeden Tag etwas ganz bewusst.

Innere Harmonie durch Entspannungstraining

Man unterscheidet standardisierte und individuelle Entspannungsverfahren (s. Seite 57). Standardisierte Entspannungsverfahren können Sie in eigener Regie mithilfe von Audiokassetten und CDs, in Kursen bei Ärzten und psychologischen Psychotherapeuten und an Volkshochschulen bei qualifizierten Dozenten lernen. Einigen Krankenkassen bieten Entspannungskurse zur Vorbeugung von Erkrankungen für ihre Mitglieder kostenlos an. Auch in die Leistungspflicht der gesetzlichen und privaten Krankenkassen fallen: Entspannungsverfahren, die Erkrankungen und Beschwerden behandeln sollen, und die qualifizierte Ärzten oder psychologische Psychotherapeuten vermitteln. Standardisierte Entspannungsverfahren arbeiten mit unterschiedlichen Methoden wie Suggestionen, Bildern oder Bewegungen. Obwohl alle Entspannungstechniken bei erfolgreicher Anwendung zu einer körperlichen, seelischen und geistigen Harmonisierung führen, setzen sie auf unterschiedlichen Ebenen des Organismus an. Finden Sie heraus, bei welcher Vorgehensweise Sie sich am wohlsten fühlen.

Manche Menschen entspannen sich besser bei Aktivitäten, die auf ihre individuellen Vorlieben abgestimmt sind. Führen Sie diese Tätigkeiten zur Förderung Ihres Wohlbefindens aus, ist es wichtig, Lernen und Leistung in den Hintergrund, Leichtigkeit der Ausführung und Freude in den Vordergrund treten zu lassen. Nach einer anstrengenden Arbeit ist absolutes Nichtstun meist nicht besonders förderlich. Wer einen schweren Arbeitstag hinter sich hat, sollte die Zeit unmittelbar nach dem Nach-Hause-Kommen vielmehr mit leichten Aktivitäten füllen, um abzuschalten.

Die folgende Auswahl ließe sich beliebig verlängern:

- Beruhigende Musik hören.
- Heiteren Film ansehen.
- Musizieren.
- Malen, töpfern oder ein anderes kreatives Hobby pflegen.
- Lesen.
- Ein Telefongespräch führen.
- Ein Museum besuchen.
- Im Garten werkeln.
- Spazierengehen.
- Radwandern.

WISSEN

Ansatzpunkte von Entspannungsverfahren

- vegetatives Nervensystem: autogenes Training, Atemtraining
- Muskulatur: progressive Muskelentspannung
- geistige Prozesse: Meditation, Fantasiereisen, Hypnose
- Bewegungssystem: Tai Chi, Qi-Gong, Yoga, Feldenkrais, konzentrative Bewegungstherapie

Gönnen Sie sich kurze Pausen

Ruhepausen, in denen sich Körper und Geist erholen können, sind für das Wohlbefinden unerlässlich. Unser Körper fordert diese ruhigen Minuten regelrecht. Das damit einhergehende »Müdigkeitsgefühl« sollten Sie nicht übergehen oder mit Aufputschmitteln wie Kaffee oder Cola überdecken.

Merke

Unterbrechen Sie Ihren Arbeitstag nicht nur durch die üblichen Pausen, sondern durch kurze »Päuschen«. Zwei bis drei Minuten Tagträumen oder aus dem Fenster blicken können zu erstaunlichen Verbesserungen des Leistungsvermögens führen.

Nach Beendigung einer anstrengenden Arbeit sorgen dann leichte Aktivitäten für die nötige innere Ausgeglichenheit. Lin Yutang, ein chinesischer Philosoph, hat die Anlässe aufgezeichnet, die für ihn zur Muße besonders geeignet waren:

- Teetrinken.
- Nach einem Tag still in seinem Zimmer sitzen.
- Gedichte lesen.
- Bilder betrachten.
- Dem Regen zusehen.
- Eine Räucherkerze anzünden.

Finden Sie Ihre persönlichen Mußeanlässe heraus, um abzuschalten und zu entspannen (eine Tasse Tee so gegen 10 Uhr, ein kurzer Schlaf nach dem Mittag). Und vergessen Sie nicht: Müßiggang muss sein, damit Seele und Körper in Balance bleiben. Rücken Sie dem Alltagsstress zu Leibe, indem Sie Ruhepausen einlegen. Oft sind es die täglichen Banalitäten, die uns stressen – ständiges Telefonklingeln, Autostaus, Gedränge und Hektik beim Einkauf, Kinderlärm und Ähnliches. Es gibt viele solcher Stressoren. Wichtig ist, dass Sie wissen, was für Sie stressauslösend ist, um diesen Stress dann in Zukunft besser in den Griff zu bekommen.

Finger weg vom Glimmstängel!

Rauchen ist nicht nur schädlich für Herz, Kreislauf und Lunge, auch Ihrem Darm bekommt es nicht! 43 Prozent der erwachsenen Männer und 30 Prozent der erwachsenen Frauen in Deutschland rauchen. 40 Prozent der an Morbus Crohn Erkrankten sind Zigarettenraucher. Wenig bekannt ist, dass sich Tabakrauchen auch negativ auf einige Erkrankungen des Magen-Darm-Traktes auswirkt.

Gifte im Tabakrauch

Im Tabakrauch finden sich drei Komponenten, die hinsichtlich ihres Potenzials zur Schädigung unterschiedlich zu beurteilen sind:

- Nikotin: Das ist eine Substanz, die seelische Prozesse beeinflusst und körperlich abhängig machen kann – vergleichbar mit Kokain oder Heroin. 30–70 Prozent des in der Zigarette enthaltenen Nikotins nimmt Ihr Körper beim Rauchen davon auf. Nikotin führt zu seelischen Veränderungen wie Angst- und Spannungslösung, Appetitminderung und Verbesserung der Konzentrationsfähigkeit.
- Tabakverbrennungsprodukte: Bisher konnten mehr als 4000 verschiedene chemische Substanzen des Zigarettenrauchs identifiziert werden. Mindestens 43 davon gelten als krebserregend. Die Schädigungen des Herzkreislaufsystems führt man überwiegend auf das Kohlenmonoxid und den Teer im Tabakrauch zurück. Welche Komponenten des Tabaks genau den Magen-Darm-Trakt schädigen, ist bisher nicht bekannt.
- Geschmacks- und Zusatzstoffe: Sie werden dem Tabak zugesetzt, um seinen bitteren Geschmack abzumildern und die Aufnahme von Nikotin zu steigern – und sind hinsichtlich ihres Gehalts an giftigen Substanzen nur unzureichend charakterisiert.

Nikotin kann süchtig machen

Nikotin ist eine Droge, die – abhängig von der körperlichen und geistigen Verfassung des Rauchers sowie dem Ausmaß des ins Gehirn gelangenden Nikotins – sowohl anregende als auch entspannende Empfindungen hervorrufen kann. Es beeinflusst neben Organsystemen wie Herz, Kreislauf und Nieren auch die Psyche. Bleibt die Nikotinzufuhr aus, entsteht ein Entzugssyndrom.

Entzugssymptome können sein:

- vermehrte Irritierbarkeit, verminderte Frustrationstoleranz
- gereizte oder depressive Stimmung
- Angst, Unruhe
- Konzentrationsstörungen
- Schlafstörungen
- langsame Pulsfrequenz
- gesteigerter Appetit
- Gier nach Rauchen

Rauchen ist dann eine Form der Selbstmedikation: Das Weiterrauchen lindert die Entzugssymptome. Diese körperliche Abhängigkeit wird neben psychologischen Faktoren als Hauptgrund angesehen, weshalb nur drei Prozent der spontanen Ausstiegsversuche ohne weitere psychologische und medikamentöse Hilfe zu langfristiger Abstinenz führen.

Rauchen und CED

Rauchen wird neben einer familiären Häufung von chronisch entzündlichen Darmerkrankungen derzeit als wichtigster Risikofaktor für die Entstehung des Morbus Crohn angesehen: In einer Untersuchung wurde allen Rauchern mit Morbus Crohn in wiederholten Beratungen ein Rauchstopp nahegelegt und ein Entwöhnungsprogramm angeboten. Diese Menschen wurden weitere 29 Monate beobachtet. Das Ergebnis: Betroffene, die mit dem Rauchen aufhörten, hatten dasselbe Rezidivrisiko (30 Prozent) wie solche, die nie geraucht hatten. Das Rezidivrisiko bei Rauchern war mit 65 Prozent deutlich höher, ebenso ihr Bedarf an Kortison oder Immunsuppressiva.

Tabakrauchen erhöht beim Morbus Crohn das Risiko für:
- Rückfälle (Rezidive)
- schwere Krankheitsverläufe
- Notwendigkeit einer operativen oder immunsuppressiven Therapie
- Osteoporose
- reduzierte Lebensqualität

Bei Colitis ulcerosa erhöht Rauchen nicht das Risiko zu erkranken und hat keine negativen Auswirkungen auf den Krankheitsverlauf. Es gibt sogar Hinweise auf eine gewisse Schutzfunktion vor weiteren Krankheitsschüben durch Tabakrauchen. Da Tabakrauchen das Herzkreislaufsystem und die Lungen schädigt, kann es allerdings nicht als Behandlungsmaßnahme bei der Colitis ulcerosa empfohlen werden.

So werden Sie Nichtraucher

Ein Rauchstopp lässt sich nicht immer im ersten Anlauf verwirklichen, »Rückfälle« sind häufig. Der Verzicht auf das Rauchen sollte daher als ein dynamischer Prozess verstanden werden. 80 Prozent der Raucher wollen vom Rauchen loskommen, bis zu 40 Prozent versuchen es mindestens einmal pro Jahr, aber nur zwei bis vier Prozent schaffen es ohne Unterstützung,

tabakfrei zu bleiben. Die meisten Raucher benötigen mehrere Versuche, um sich vom Nikotin zu befreien.

Bereiten Sie Ihren Rauchstopp vor:
- Machen Sie sich klar, dass das Einstellen des Rauchens ihr eigener Beitrag zur Behandlung ihrer Erkrankung ist.
- Informieren Sie sich über die verschiedenen Möglichkeiten der Raucherentwöhnung.

Medikamenten zur Raucherentwöhnung

Nikotinersatzprodukte (z. B. Nikotinpflaster oder -kaugummis) sind keine Wundermittel. Sie sind kein Ersatz für den festen Entschluss, mit dem Rauchen aufzuhören. Sie können nur unterstützend wirken. Wissenschaftliche Untersuchungen zeigen, dass die Nikotinersatztherapie die Erfolgschance bei entwöhnungswilligen Rauchern verdoppelt. In der Entzugsphase vermindern sie das Rauchverlangen und eventuelle Entzugssymptome, ohne diese gänzlich zu beseitigen. Weitere Medikamente, die zur Unterstützung der Raucherentwöhnung beworben werden wie Bupropion (Zyban©) oder Vareniclin (Champix©) sieht die Arzneimittelkommission der Deutschen Ärzteschaft wegen ihrer Nebenwirkungen kritisch. Auch vom Gebrauch elektronischer Zigaretten (E-Zigaretten) wird wegen möglicher Gesundheitsrisiken abgeraten.

Raucherentwöhnungskurse sind ebenso effektiv wie medikamentöse Methoden.

WISSEN

Tipps für den Weg in ein rauchfreies Leben

- Legen Sie ein Datum für den völligen Rauchstopp fest. Die meisten Raucher, die es geschafft haben, haben von einem Tag auf den anderen aufgehört.
- Entsorgen Sie Ihre Rauchutensilien wie Zigarettenschachteln, Feuerzeuge und Aschenbecher.
- Bitten Sie Ihren Partner und Freunde um Unterstützung.
- Falls Ihr Partner auch raucht, sollten Sie gemeinsam mit dem Rauchen aufhören und sich gegenseitig Mut machen.
- Meiden Sie in den ersten Wochen Orte, an denen Sie bisher geraucht haben.
- Trinken Sie möglichst viel Wasser oder Saft und wechseln Sie die Geschmacksrichtung.
- Achten Sie auf Ihre Ernährung: Finger weg von Süßigkeiten!
- Essen Sie viel Obst und frisches Gemüse oder kauen Sie zuckerfreie Kaugummis.
- Bewegen Sie sich mehr, z. B. Treppensteigen statt Liftfahren. Körperliche Aktivität wirkt entspannend und hebt die Stimmung.
- Verwöhnen Sie sich. Sparen Sie das Geld, das Sie für Zigaretten ausgegeben haben und gönnen Sie sich etwas dafür.
- Keine Ausreden. Eine gute oder schlechte Nachricht ist keine Entschuldigung dafür, »nur eine Zigarette« zu rauchen.
- Erleben Sie jeden rauchfreien Tag im vollen Bewusstsein, dass sie frei von Tabak sind und dass Sie Ihre und die Gesundheit anderer schützen.

Ausgehend von den Prinzipien der kognitiven (»verstandesmäßigen«) Verhaltenstherapie reduzieren Stopp-Willige schrittweise den Zigarettenkonsum durch Verhaltenskontrolle und -anpassung. Sie bauen alternative Verhaltensweisen auf und lernen, einem Rückfall vorzubeugen. Probieren Sie es aus!

Praktische Hilfen für den Alltag

Ulf Steder-Neukamm, Kerpen; Martina Groß, Berlin

Eine CED stellt jeden Betroffenen vor die Aufgabe, sich auf ein Leben mit einer Krankheit einzustellen. Oft sind es Wut, Angst oder Hoffnungslosigkeit, die mitunter »dominieren«. Aber Sie werden jeden Tag einen Schritt vorwärts kommen und Ihr Leben trotz der Erkrankung wieder aktiv angehen. Lesen Sie, welche »Tricks« Sie im Alltag entlasten.

Den einen »richtigen« Weg, das Leben mit Morbus Crohn oder Colitis ulcerosa zu meistern, gibt es nicht. Vielmehr sind es viele einzelne Entwicklungen, die Sie zu ganz verschiedenen Zeiten Ihres Lebens voranbringen.

Finden Sie unbedingt einen Arzt, dem Sie vertrauen können. Dies sollte ein Facharzt für Innere Medizin sein, der sich auf Magen-Darm-Erkrankungen spezialisiert hat – ein Gastroenterologe. Die Koordination Ihrer Therapie kann beim Hausarzt liegen. Der Facharzt sollte jedoch für Fragen rund um Ihre Erkrankung Ihr Hauptansprechpartner sein – dazu gehören auch Alltagsprobleme, die mit der Erkrankung einhergehen können. Ihr Arzt sollte verstehen, dass Sie Fragen haben und diese beantwortet haben möchten. Übrigens schließen Sie mit jedem Arzt einen unausgesprochenen »Behandlungsvertrag« ab. Damit daraus ein tragfähiges Arbeitsbündnis wird, sollten Sie bereit sein, sich an ärztliche Verordnungen und getroffene Absprachen zu halten. Wichtig ist aber auch, dass Sie deutlich und unmissverständlich mitteilen, wenn dies an bestimmten Punkten für Sie schwierig ist oder Ihnen widerstrebt. Sprechen Sie offen an, wenn Sie an Nebenwirkungen leiden oder Ihnen ein Medikament nicht hilft.

Sie sind darauf angewiesen, für unterschiedliche Situationen die richtigen Ärzte zu finden. Im Verlauf der Zeit sind oft auch Chirurgen wichtig. Bei der Arztsuche kann der Kontakt zur DCCV (Deutsche Morbus Crohn/Colitis ulcerosa Vereinigung e. V.) hilfreich sein, aber auch der Kontakt zu einer örtlichen Selbsthilfegruppe (s. Seite 93).

Was sollte ich bei den Medikamenten beachten?

Medikamente haben in der Behandlung von chronisch entzündlichen Darmerkrankungen einen hohen Stellenwert. Viele Betroffene sind verunsichert, wie Medikamente wirken – vor allem hinsichtlich der unerwünschten Wirkungen. Ängste und Sorgen vor eventuellen Nebenwirkungen sollten Sie mit Ihrem Facharzt besprechen.

Wesentlich ist, dass Medikamente nur wirken können, wenn Sie sie auch einnehmen. Als belastend erleben Betroffene, wenn sie keine Besserung bemerken. Dies ist vor allem dann schwierig, wenn es ihnen schlecht geht. Die Zeiträume bis die Wirkung eines Medikamentes eintritt, sind jedoch unterschiedlich. Andererseits kann es auch manchmal schwerfallen, sich an die Einnahme zu erinnern. Gerade wenn es einem gut geht, mag der eine oder andere sich vielleicht nicht mit der Einnahme der Medikamente und somit der Erkrankung befassen.

WISSEN

So erleichtern Sie sich die Einnahme der Medikamente!

- Nutzen Sie Hilfsmittel, um einmal in der Woche alle Medikamente in »Portionen« vorzubereiten – der tägliche Aufwand wird geringer und Sie merken schnell, wenn Sie eine Dosis übergangen haben.
- Nehmen Sie Medikamente jeden Tag zur gleichen Zeit beziehungsweise in der gleichen Situation ein: beispielsweise nach dem Zähneputzen, beim Händewaschen, auf dem Weg in die Kantine, vor dem Tischdecken oder nach dem Abräumen.
- Setzen Sie sich eine Erinnerung (z. B. mithilfe des Mobiltelefons).
- Achten Sie darauf, Wasser zur Einnahme dabei zu haben oder einen Plastikbecher, vielleicht einen Faltbecher für Globetrotter aus Edelstahl.
- Merken und notieren Sie sich, welche Medikamente Sie nehmen, welche Wirkstoffe in welcher Menge enthalten sind – Sie brauchen diese Informationen, wenn Sie verantwortlich mit sich und Ihrer Erkrankung umgehen wollen. Das Führen eines Medikamenten-Tagebuchs ist hier sehr sinnvoll. Eine Vorlage finden Sie im Anhang des Ratgebers.

85

Was ist, wenn ich Durchfall habe?

Eine chronisch entzündliche Darmerkrankung kann während eines akuten Schubs zeitweise mit Durchfällen verbunden sein, wo in kürzester Zeit eine Toilette aufgesucht werden muss. Betroffene haben schon viele Wege erprobt, so damit umzugehen, dass alltägliche Dinge wie Einkaufen gehen oder ein Kinobesuch möglich bleiben. Tipps sind:

- Medikamente, die den Darm für kurze Zeit ruhigstellen, können hilfreich sein. Sie sollten sie aber nur in Absprache mit einem Arzt anwenden.
- Wenn Sie Wechselwäsche dabei haben, werden aus kleinen Katastrophen keine großen.
- Wenn im Zeitplan ein zusätzlicher Weg zur Toilette schon vorgesehen ist, verschafft Ihnen das Sicherheit.
- Ein Sitzplatz am Kino- oder Theatergang erleichtert es, in einer Pause und auch zwischendurch »eigene Wege« zu gehen.

Für viele Betroffene ist der Euro-WC-Schlüssel im Alltag eine große Hilfe. In Deutschland und ganz Europa passt der Schlüssel in 12 000 Schlösser von Anlagen für Behinderte, darunter vor allem Behindertentoiletten. Der Schlüssel wird bereits seit 1986 vom Darmstädter Verein »Club Behinderter und ihrer Freunde, Darmstadt und Umgebung (CBF)« deutschland- und europaweit vertrieben. Wer ihn besitzen möchte, erhält ihn zusammen mit einem Verzeichnis von über 9000 Toiletten (»Der Locus«) gegen eine Kostenerstattung und dem Hinweis auf die Erkrankung bei folgender Adresse:

CBF Darmstadt e. V., Stichwort: Euro-Toilettenschlüssel, Pallaswiesenstraße 123a, 64293 Darmstadt (im Internet unter http://www.cbf-da.de/euro-wc-schluessel.html). DCCV-Mitglieder erhalten den Euro-WC-Schlüssel ohne zusätzlichen Nachweis auch bei der DCCV.

Wie gehe ich mit Schmerzen und Schwäche um?

Schmerzen und allgemeine Schwächezustände sind häufige Begleiterscheinungen der chronisch entzündlichen Darmerkrankungen. Achten Sie auf diese Symptome und kümmern Sie sich darum! Denn die Begleiterscheinungen können auf Komplikationen hinweisen oder so ausgeprägt sein, dass die Behandlung darauf abgestimmt werden muss. Sprechen Sie mit Ih-

rem behandelnden Facharzt auch darüber, wo Sie Einschränkungen im Alltag erleben. Es kann notwendig sein, Schmerzen und Schwäche (hinter der sich eine Blutarmut verbergen kann) zu behandeln. Passen Sie Ihr Tagespensum auch an solche Begleiterscheinungen an – am besten ist Ihnen geholfen, wenn Sie Ihre die Erwartungen an sich selbst nicht zu hoch schrauben.

Wie steigere ich mein Wohlbefinden?

Über die Alltagsbewältigung hinaus ist es sinnvoll, darauf zu achten, dass trotz oder gerade wegen der chronischen Erkrankung die Lebensqualität erhalten bleibt. Gezielte Schritte, die das eigene Wohlbefinden fördern, können dazu beitragen, negative seelische und soziale Folgen der körperlichen Erkrankung zu vermeiden oder zu vermindern.

Ein Gefühl des Wohlbefindens kann in ganz unterschiedlichen Situationen auftreten:
- Befriedigung »lebendiger« Bedürfnisse wie Essen und Trinken
- Zärtlichkeit und Sexualität
- emotional tragende und verlässliche Beziehungen (Partner, Freunde)
- Erreichen eines Ziels
- positive Bilanz der zurückliegenden Zeit (auch oder gerade, wenn diese mit Belastungen verbunden war)
- Vergnügungen
- Lachen und Humor
- Ruhe und Entspannung
- Müßiggang und Faulenzen
- Aktivität und Sport
- Tanz und Musik

Wichtig ist nicht die Vielzahl der Aktivitäten, die ihr Wohlbefinden steigern, sondern vielmehr, dass Sie vor allem das in Ihrer Freizeit tun, was Ihnen Freude bereitet. Denken Sie konkret darüber nach, welche Einflüsse Ihr ganz persönliches Wohlbefinden fördern.

Was ist für betroffene Kinder besonders wichtig?

Für Kinder und Jugendliche bis zum 18. Lebensjahr mit einer chronisch entzündlichen Darmerkrankung gibt es zertifizierte Kinder- und Jugendlichengastroenterologen (GPGE, Gesellschaft für Pädiatrische Gastroenterologie und Ernährung). Auf der Homepage der GPGE (http://www.gpge.de/) finden Sie Fachärzte in der Umgebung.

Wesentlich ist, dass das Kind seinen eigenen Umgang mit der Erkrankung erlernt. Auch wenn es schwerfällt – Eltern können ihr Kind darin nur unterstützen. Das »nur« steht besonders dafür, dass viele Eltern sich wünschen, »dem eigenen Kind die Erkrankung abnehmen zu können«. Das äußert sich leider oft darin, dass sie ihnen Verantwortung abnehmen – und dies tut Kindern nicht gut. Viele junge Menschen berichten, dass sie diese Überfürsorge einschränkt und eher dazu führt, sich von den Eltern noch deutlicher abzugrenzen. Einige junge Erwachsene berichteten, dass es ihnen vor allem guttat, wenn ihre Eltern sich in Gesprächen nicht auf Symptome und Beschwerden konzentrieren, sondern die gesamte Person/Persön-

Und mein Partner?

Eine chronische Erkrankung betrifft auch den Partner – da Sie ihr Leben gemeinsam leben. Ihn drängen wahrscheinlich sogar die gleichen Sorgen wie Sie selbst: Wie geht es weiter? Was kann ich tun? Er ist sich vielleicht nicht sicher, wie er sich Ihnen nähern, wie er mit Ihnen umgehen soll. Offenheit und Transparenz ist das beste Rezept.

Es kann vorkommen, dass sich Ihr gesunder Partner hilflos im Umgang mit der chronischen Erkrankung fühlt. Problematisch wird dies aber erst, wenn Hilflosigkeit zu Mitleid wird. Dann ist das Gefühl des Erkrankten, dem Gesunden zur Last zu fallen, enorm. Wichtig für Sie ist, dass Sie Hilfe im aktuellen Schub mit gutem Gefühl annehmen können. Nimmt hingegen die Sorge des gesunden Partners sowie seine praktische Hilfe überhand, besteht die Gefahr, dass der Erkrankte ein schlechtes Gewissen entwickelt. Dies belastet die Partnerschaft und kann dazu führen, dass eine stärkende emotionale Unterstützung nicht mehr stattfinden kann.

Gleichberechtigt bleiben

Auch problematisch für die Partnerschaft ist, wenn der Gesunde das Gefühl hat, »ständig hinter dem anderen zurückstecken zu müssen«. Viele haben ein schlechtes Gewissen, auch etwas alleine zu unternehmen, da »mein chronisch erkrankter Partner ja nicht mitkommen kann«. Experten raten beiden Partnern, eigenen Hobbys, soweit es möglich ist, auch im Schub nachzugehen. So können Sie leere Batterien aufladen und anschließend gemeinsame Zeit – ohne Schuldgefühle – genießen.

Gemeinsam Glück und Sorge tragen

Feste Regeln und Absprachen miteinander helfen bei der Umsetzung. Legen Sie sie in schubfreien Phasen fest. Eine chronische Erkrankung beeinflusst die Beziehung. Beide Partner sind betroffen und müssen die Anforderungen langfristig gemeinsam bewältigen. Je positiver und zuversichtlicher Sie beide mit der chronischen Erkrankung umgehen, umso besser ist und bleibt die Beziehungsqualität. Dabei hilft es, offen miteinander zu reden, um die Sorgen und Ängste des anderen zu kennen. Dies bedeutet jedoch nicht, dass sich alle Gespräche um die Erkrankung drehen sollen. Ziel sollte es vielmehr sein, dass beide Partner füreinander da sein können, ohne sich zu erdrücken und Schuldgefühle zu haben: »Wir packen das, auch wenn es schwer ist«. Das schützt vor Konflikten, gibt Kraft und Zuversicht.

lichkeit aktiv wahrnehmen. Was junge Erwachsene in der Rückschau von ihren Eltern wertschätzen, ist oft, dass »sie für mich da sind, wenn es mir schlecht geht«, jedoch nicht »ständig das kranke Kind in mir sehen und mich so behandeln«, »wenn sie mir meine Freiheiten lassen und mir zugestehen, dass ich selbstverantwortlich mit meiner Erkrankung umgehen kann«. Hier kann ein offenes Gespräch zusammen mit Ihrem Kind hilfreich sein.

Selbsthilfe – was soll ich da?

Viele Betroffene schildern die Kontaktaufnahme zu einer örtlichen Selbsthilfegruppe als Wendepunkt im Umgang mit ihrer Erkrankung. In einer Selbsthilfegruppe gibt es Kontakt zu anderen Betroffenen: Erfahrungsaustausch, offene Gespräche sind möglich. Hier können Sie Menschen treffen, die Experten in eigener Sache sind, Sie finden Bestätigung für den eigenen Umgang mit der Lebenssituation oder finden Mut, neue Wege zu gehen.

Antworten auf Fragen zur Krankheit gibt es nicht nur bei Ärzten oder in Selbsthilfegruppen, sondern auch auf öffentlichen Informationsveranstaltungen zu Morbus Crohn und Colitis ulcerosa, die jedes Jahr in Deutschland stattfinden. Viele dieser Veranstaltungen werden von der DCCV gemeinsam mit Ärzten und Krankenhäusern organisiert und stehen unter dem Titel »Arzt-Patienten-Seminar«.

Kann ich verreisen?

Urlaub und Reisen bauen Sie wieder auf und geben Ihnen neue Kraft, den Alltag zu bewältigen. Vielen Betroffenen geht es gerade dann gut, wenn sie in warme Länder reisen. Reiseländer, in denen Durchfallerkrankungen häufig sind, müssen Sie nicht unbedingt meiden. Sie sollten aber die Empfehlungen zum Schutz vor Reisekrankheiten besonders ernst nehmen. Zur Reisevorbereitung sprechen Sie am besten mit Ihrem Arzt, auch darüber, welche Medikamente für Notfälle in Ihre Reiseapotheke gehören. Außerdem können Sie sich für längere Aufenthalte vorab eine Kontaktadresse einer Selbsthilfeorganisation im Gastland heraussuchen – das kann im Notfall eine Arztsuche erleichtern. Verlangen Reiseländer Schutzimpfungen, muss im Einzelfall entschieden werden, ob diese Impfungen angebracht sind. Manchmal ist eine Reise auch möglich, wenn eine Bescheinigung darüber vorgelegt wird, dass aus gesundheitlichen Gründen eine Impfung nicht durchgeführt werden konnte. Erkundigen Sie sich vorher!

Sozialrechtliche Fragen

Ulf Steder-Neukamm, Kerpen; Tobias Hillmer, Berlin

Eine chronisch entzündliche Darmerkrankung (CED) macht vieles, aber sie verdammt Sie keinesfalls zur Handlungsunfähigkeit. Lesen Sie, welche Rechte auf Hilfe Sie haben, wo Sie Unterstützung finden und wie Sie mit der Erkrankung in Ausbildung und Beruf umgehen können. Nicht jeder – vor allem nicht der Arbeitgeber – muss alles über Sie wissen!

Morbus Crohn und Colitis ulcerosa treten oft erstmals in Erscheinung, wenn die Schulzeit, die Ausbildung oder eine Festigung der Position im Berufsleben noch nicht abgeschlossen ist. Auch wenn es für manche in schwierigen Zeiten zu schulischen und beruflichen Rückschlägen kommen kann: Wirtschaftliche Unabhängigkeit und Erfolg sind auch mit einer chronischen Erkrankung möglich. Es gibt keinen Grund, Lebensziele aus den Augen zu verlieren – die Krankheit kann aber Anlass dazu geben, Ziele zu überdenken und neu zu definieren.

Wann bin ich schwerbehindert?

Trotz mancher Einschränkungen ist nicht jeder CED-Betroffene schwerbehindert im Sinne des Sozialgesetzbuchs. Es gibt Menschen, die sich in Ihrem alltäglichen Leben wenig oder selten beeinträchtigt fühlen und andere, die mit massiven Einschränkungen umgehen müssen. Als schwerbehindert gilt, wem ein Grad der Behinderung von wenigstens 50 anerkannt wurde. Diese Menschen haben Anspruch auf einen Ausgleich oder eine Abmilderung bestimmter Nachteile. Dies können beispielsweise Steuererleichterungen sein, das Recht auf Sonderurlaub, ein spezieller Kündigungsschutz oder die Möglichkeit für eine Parkerleichterung (ab GdB 60).

Grad der Behinderung erhalten

Sie können den Antrag bei ihrem zuständigen Versorgungsamt stellen, das Amt nimmt eine Einstufung vor und bewertet dabei das Zusammenwirken aller festgestellten Beeinträchtigungen. Bestenfalls sprechen Sie sich im Vorfeld sorgfältig mit Ihren behandelnden Ärzten ab (das Amt wird diese zu einer kurzen Stellungnahme auffordern). Sollte die Einstufung nicht den angegebenen Einschränkungen entsprechen, können Sie einen Widerspruch einlegen und in der nächsten Stufe vor dem Sozialgericht klagen. Suchen Sie sich am besten bereits für die Antragstellung kompetente Unterstützung. Mitglieder der DCCV können sich kostenfrei beraten lassen und sind bei rechtzeitigem Beitritt auch für ein Sozialgerichtsverfahren rechtsschutzversichert.

Wem muss ich was erzählen?

Viele Betroffene fragen sich, mit wem Sie offen über ihre Erkrankung reden sollen. Die Entscheidung, ob die Krankheit im Umfeld offen gelegt wird oder ob das Wissen darüber auf einen privaten Kreis beschränkt bleiben soll, liegt im persönlichen Ermessen jedes Einzelnen. Manche empfinden es langfristig als hilfreich, wenn Lehrer, Kollegen und/oder unmittelbare Vorgesetzte zumindest in Teilen informiert sind. Damit sie z. B. einen Anhaltspunkt haben, warum es zu Fehlzeiten kommt. Andere schweigen lieber, weil Sie Vorurteile befürchten. Hier hat sich die Rechtslage in den vergangenen Jahren zugunsten der Betroffenen verbessert. Er hat keine generelle Verpflichtung, die Erkrankung oder eine damit verbundene Schwerbehinderung dem Arbeitgeber in einem Bewerbungsgespräch oder zur Einstellung zu offenbaren.

Allgemeine Fragen zu vorhandenen Erkrankungen (ohne konkreten Bezug zur Arbeitsstelle) oder die Frage nach einer Schwerbehinderung sind nicht zulässig und müssen daher auch nicht wahrheitsgemäß beantwortet werden.

Außer der Bewerber wäre aufgrund der Behinderung überhaupt nicht in der Lage, die vereinbarten Aufgaben zu erfüllen oder würde sich selbst oder andere damit in Gefahr bringen.

Kranken- und Lebensversicherungen

Eine private Kranken- oder Zusatzversicherungen abzuschließen, kann erschwert sein. Um Auseinandersetzungen über Kostenerstattungen aus dem Weg zu gehen, sollten Sie unbedingt vor Abschluss eines Vertrags alle Vorerkrankungen wahrheitsgemäß mitteilen. Risikozuschläge für entsprechende Verträge sind üblich, sollten Sie aber durchrechnen (lassen). Ausschlüsse der Kostenübernahme für bestimmte Erkrankungen stellen ein hohes finanzielles Risiko dar: Von solchen Verträgen kann nur abgeraten werden. Lebensversicherungen sollten inzwischen ohne krankheitsbezogene Einschränkungen möglich sein, dies hat sich aber nicht bei allen Anbietern durchgesetzt.

Beratung in sozialrechtlichen Fragen

Mitglieder der DCCV erhalten in sozialrechtlichen Fragen, zu Anträgen und Widersprüchen, Beratung und Unterstützung durch ehrenamtliche Mitarbeiter des »Arbeitskreises Sozialrecht« (AKSR) der DCCV – die Beschränkung auf Mitglieder wird durch die deutsche Rechtslage erzwungen. Die Unterstützung der Mitglieder durch den Arbeitskreis endet mit dem Eingehen eines Widerspruchsbescheides, also bei anstehendem Klageverfahren.

Seit 2007 haben ordentliche DCCV-Mitglieder die Möglichkeit, nach einem erfolglosen Widerspruchsverfahren den Sozialrechtsschutz in Anspruch zu nehmen. Der Rechtsschutz gilt für Verfahren vor allen deutschen Sozialgerichten.

Infos rund um die Krankheit

Wohin, wenn ich Fragen habe? Wer weiß was? Viele weitere Informationen, Ansprechpartner und Adressen finden Sie auf den folgenden Seiten.

Anruf, Brief oder Mail genügt!

Anne Eceterski, Frankfurt a. M./Thomas Werner Hackländer, Berlin

Gerade bei einer chronischen Erkrankung stellen Betroffene hohe Erwartungen an den behandelnden Arzt oder Therapeuten, da der Erkrankte über einen langen Zeitraum hinweg betreut und behandelt werden muss. Medizinische Kompetenz ist natürlich, vor allem bei lebensbegleitenden und bis heute nicht heilbaren Erkrankungen, eine wichtige Voraussetzung. Für einen guten Behandlungserfolg sind aber auch die Krankheitsbewältigung und die Mitarbeit der Betroffenen unverzichtbar. Verständliche Informationen über die Erkrankung helfen Ihnen bei der Bewältigung, und ein gutes Verhältnis zum Behandler erleichtert die Kommunikation, ohne die Ihre Mitarbeit nicht möglich ist. Wie aber finden Sie den richtigen Arzt?

Hier ist eine Empfehlung eines anderen Betroffenen sehr hilfreich. Wo aber finden Sie Menschen, die auch an Morbus Crohn oder Colitis ulcerosa erkrankt sind?

In Deutschland haben sich mehr als 20 000 an Morbus Crohn und Colitis ulcerosa Erkrankte in einer Patientenselbsthilfevereinigung zusammengeschlossen, um sich gegenseitig zu unterstützen – und um die Gesamtsituation der einzelnen Betroffenen zu verbessern. Die Deutsche Morbus Crohn/Colitis ulcerosa Vereinigung – DCCV – e. V. ist der Bundesverband von und für Menschen, die an chronisch entzündlichen Darmerkrankungen, also Morbus Crohn oder Colitis ulcerosa, aber auch an einer mikroskopischen Kolitis, erkrankt sind. Auch Betroffene mit primär sklerosierender Cholangitis sind willkommen. Die DCCV wird ausschließlich von Betroffenen organisiert und von einem von den Mitgliedern gewählten ehrenamtlich tätigen Vorstand vertreten. Landesbeauftragte in den Bundesländern schaffen Nähe zum Betroffenen und zum Arzt. Arbeitskreise unterstützen Menschen in besonderen Krankheitssituationen oder Lebensabschnitten – oder in sozialrechtlichen Fragen (bis hin zu einem Sozialrechtsschutz für Klagen betroffener Mitglieder vor deutschen Sozialgerichten).

Die Hauptaufgabe der DCCV liegt in der persönlichen Beratung und Unterstützung der Betroffenen und ihrer Angehörigen. Die DCCV vermittelt darüber hinaus Kontakte zu Selbsthilfegruppen, Ärzten und anderen Heilberufen, Pflegepersonal, Krankenhäusern und Rehabilitationskliniken. Sie unterstützt mit Stipendien die pharmaunabhängige Forschung und setzt sich vom Bund bis zur regionalen Ebene im gesundheits- und sozialpolitischen Bereich für die Interessen der chronisch Kranken ein.

Adressen von Crohn/Colitis-Selbsthilfeverbänden

Deutsche Morbus Crohn/
Colitis ulcerosa Vereinigung e. V. (DCCV)
Inselstraße 1
10179 Berlin
Tel. (030) 2 00 03 92-0
Fax (030) 2 00 03 92-87
E-Mail: info@dccv.de
Internet: www.dccv.de

Österreichische Morbus Crohn-
Colitis ulcerosa-Vereinigung (ÖMCCV)
Obere Augartenstraße 26–28
1020 Wien
Tel./Fax (0043) (0) 13 33 06 33
E-Mail: office@oemccv.at
Internet: www.oemccv.at

Schweizerische Morbus Crohn/
Colitis ulcerosa Vereinigung (SMCCV)
5000 Aarau
Tel./Fax: (0041) (0) 41 6 70 04 87
E-Mail: welcome@smccv.ch
Internet: www.smccv.ch

Dachverbände der deutschen Selbsthilfe

BAG SELBSTHILFE
Bundesarbeitsgemeinschaft SELBSTHILFE
von Menschen mit Behinderung und
chronischer Erkrankung und ihren
Angehörigen e. V.
Kirchfeldstr. 149
40215 Düsseldorf
Tel.: (02 11) 3 10 06-0
Fax: (02 11) 3 10 06-48
E-Mail: info@bag-selbsthilfe.de
Internet: www.bag-selbsthilfe.de

Der PARITÄTISCHE
Gesamtverband e. V.
Oranienburger Straße 13–14
10178 Berlin

Tel.: (030) 2 46 36-0
Fax: (030) 2 46 36-110
E-Mail: info@paritaet.org
Internet: www.der-paritaetische.de und
www.selbsthilfe.paritaet.org

NAKOS
Nationale Kontakt- und Informationsstelle
zur Anregung und Unterstützung von
Selbsthilfegruppen
Wilmersdorfer Straße 39
10627 Berlin
Tel.: (030) 31 01 89 60
Fax: (030) 31 01 89 70
E-Mail: selbsthilfe@nakos.de
Internet: www.nakos.de

Dachverband der europäischen Crohn/ Colitis-Selbsthilfeorganisationen

**European Federation of Crohn's and
Ulcerative Colitis Associations (EFCCA)**
EFCCA Office
Rue Chartreux 33–35
1000 Brüssel
Tel./Fax: (0032) 2 5 40 84 34
E-Mail: secretariat@efcca.org
Internet: www.efcca.org

Die **EFCCA** veröffentlicht unter dem Link
www.efcca.org/index.php/about-efcca/
efcca-members die kompletten Kontakt-
adressen aller europäischen Selbsthilfe-
organisationen.

Weiterführende Internetadressen

Die **DCCV** bietet auf ihrem Internet-Portal
www.dccv.de vielfältige Informationen
für Betroffene mit chronisch entzündlichen Darmerkrankungen (CED).

Unter anderem:
- Erstinformationen für neu Betroffene,
- Kontakt zu örtlichen Selbsthilfegruppen
  und den Arbeitskreisen der DCCV, z.B.
  für sozialrechtliche Fragen, für Eltern,
  Kinder/Jugendliche, junge Erwachsene
  und Studierende, für Komplementärme-
  dizin und Ernährungstherapie und Fragen zur Pouch- oder Stoma-Operation
  oder zur Begleiterkrankung PSC,
- Informationen zu Diagnostik und Therapie der Erkrankungen, Hinweise
  auf laufende Studien, Erfahrungsberichte von Betroffenen und Antworten
  auf häufig gestellte Fragen zu Morbus
  Crohn/Colitis ulcerosa,
- Informationen und Beratung per Mail
  oder im Chat für Kids & Teens,

- aktuelle Hinweise auf DCCV-Veran-
  staltungen (Arzt-Patienten-Seminare,
  Wochenendveranstaltungen und Ähnliches),
- eine virtuelle Selbsthilfegruppe mit
  direktem Informationsaustausch zwischen Betroffenen über das viel besuch-
  te Forum und den Chat,
- ein Archiv mit den Artikeln aus dem
  DCCV-Journal »Bauchredner«:
  www.dccv.de/bauchredner,
- aktuelle Meldungen zu CED,
- einen Servicebereich mit einem kom-
  mentierten Literaturverzeichnis und
  einem Online-Shop zur Bestellung von
  Infomaterial,
- Informationen über die DCCV, ihre
  Struktur und ihre Arbeitsweise.

Das **»Kompetenznetz Darmerkrankungen«**
wurde im Jahr 1999 mit Unterstützung
des Bundesministeriums für Bildung und
Forschung gegründet, um die Kooperation

auf dem Gebiet chronisch entzündlicher Darmerkrankungen (CED) zu fördern. Die Homepage www.kompetenznetz-ced.de bietet Informationen über die beteiligten Zentren und deren Forschungsthemen und laufende Studien.

Leitlinien

Die evidenzbasierten Leitlinien zur Diagnostik und Therapie der wissenschaftlichen medizinischen Fachgesellschaften berücksichtigen den aktuellen medizinischen Kenntnisstand. Dazu werden als Hilfestellung für Ärzte und Betroffene in Konsensuskonferenzen Forschungsergebnisse (sogenannte »Evidenzen«) nach ihrer wissenschaftlichen Wertigkeit (sogenannte »Evidenzstärke«) beurteilt und in praktische Handlungsempfehlungen umgesetzt. Es handelt sich jedoch nicht um rechtlich verbindliche Richtlinien. Leitlinien präsentieren die jeweils aktuelle, gewichtete Auswertung der entsprechenden Forschungsliteratur und haben deshalb ein »Verfallsdatum«, nach dem sie überarbeitet werden müssen.

Die Arbeitsgemeinschaft der Wissenschaftlichen Medizinischen Fachgesellschaften
veröffentlicht auf ihrer Website http://www.awmf.org/leitlinien.html die jeweils aktuellen Leitlinien zur Diagnostik und Therapie chronisch entzündlicher Darmerkrankungen. Dazu gehören die Leitlinien der Deutschen Gesellschaft für Verdauungs- und Stoffwechselkrankheiten (DGVS) zur Colitis ulcerosa und zum Morbus Crohn, die Leitlinien der Gesellschaft für Pädiatrische Gastroenterologie und Ernährung (GPGE) und die Leitlinien der Deutschen Gesellschaft für Ernährungsmedizin zur Enteralen Ernährung in der Gastroenterologie (DGEM). Die Leitlinien sind meist auch auf den Internetseiten der Fachgesellschaften zu finden.

Kinder und Jugendliche: Auf der Homepage der GPGE (www.gpge.de) finden Sie Fachärzte für Pädiatrische Gastroenterologie und Ernährung in der Umgebung.

Informationen zur Psychotherapie

PD Dr. W. Häuser, Saarbrücken

Wenn Sie Fragen zur Psychotherapie oder seelischen Erkrankungen haben, können Ihnen die folgenden Angebote weiterhelfen. Wir haben das sorgfältig für Sie recherchiert.

Patienteninformationen: Deutschsprachiges Internetportal zu qualitätsgesicherten Informationen der ärztlichen Zentralstelle Qualitätssicherung. Laieninformationen zu 46 Erkrankungen und umfangreiche

Linksammlung zu wissenschaftlichen Fachgesellschaften und Einrichtungen der Selbsthilfe und Beratung: www.patienteninformation.de.

Der Psychotherapie-Infodienst des Berufsverbands Deutscher Psychologen (PID) ermöglicht die Suche nach Psychotherapeuten in Deutschland (derzeit nur psychologische Psychotherapeuten berücksichtigt) in der Nähe des Hilfesuchenden unter Berücksichtigung des gewünschten Psychotherapieverfahrens und der Art der psychischen Störung. Auch Fragen zu den verschiedenen Therapieverfahren, zur Finanzierung einer Psychotherapie und zum Umgang mit Krankenkassen und Versicherungen beantwortet der PID Berufsverband der Psychologen: www.psychotherapiesuche.de.

Pro Familia: Eine Internetplattform, die in Sachen Liebe, Freundschaft und Sexualität informiert, mit Forum und Onlineberatung: https://profamilia.sextra.de/.

Internet-Notruf: Für Schüler, Senioren, Männer, Frauen … Per E-Mail kann man sich für einen Notruf registrieren lassen und wird innerhalb von 48 Stunden kostenlos beraten: www.internet-notruf.de.

Telefonseelsorge: Online-Beratung per E-Mail oder Chat der ökumenischen Telefonseelsorge: www.telefonseelsorge.de.

Angst- und Panikstörungen: Betroffenenseite mit sehr guten Informationen über Angststörungen, Behandlungsmöglichkeiten, Betroffenen- und Expertenforum, Chatroom und Links: www.paniker.de.

Kompetenznetz Depression: U. a. umfangreiche Erfahrungsberichte, Wissensquiz, Diskussionsforum für Betroffene: http://www.deutsche-depressionshilfe.de.

Das gehört in Ihre Krankenakte

Anne Eceterski, Frankfurt a. M.

Als mündiger Mensch möchten Sie Ihre Ärzte über alle Erkrankungen, vor allem aber über Ihre chronische Erkrankung informieren. Für die Anamnese sind nicht nur die Vorerkrankungen wichtig, auch Angaben über Röntgenuntersuchungen und verabreichte Medikamente sind von großer Bedeutung. Nur so ist eine adäquate Behandlung von allen Fachärzten möglich.

Neben Entlassungsberichten von Krankenhäusern und Rehabilitationskliniken und Arztberichten (die für Haus- oder Fachärzte erstellt wurden) gehören der Röntgen- und Impfpass (Kopien) genauso in Ihre Unterlagen wie die Ergebnisse von Blut- und Urinuntersuchungen. Darüber hinaus ist es ratsam, die Adressen aller Ärzte und Kliniken, bei denen Sie behandelt werden, zu sammeln.

Jeder Patient hat grundsätzlich das Recht, seine Krankenakten einzusehen und Kopien zu fertigen. Das Einsichtsrecht bezieht sich auf objektive Sachverhalte und medizinische Feststellungen. Der Arzt beziehungsweise das Krankenhaus kann für die Kopien eine angemessene Kostenerstattung verlangen. Das Recht auf Information wurde auch in der Patientenrechtscharta festgeschrieben. Dort heißt es unter anderem:

- Wenn Arzt und Patient ausreichend informiert sind, kann eine vertrauensvolle Beziehung entstehen. Patienten und Ärzte haben das übereinstimmende Ziel, Gesundheit zu erhalten, Krankheiten vorzubeugen, zu erkennen, zu lindern und zu heilen.
- Patienten haben ein Recht auf detaillierte Information und Beratung, sichere, sorgfältige und qualifizierte Behandlung und angemessene Beteiligung. Wer als Patient über seine Rechte informiert ist, kann sich aktiv am Behandlungsprozess beteiligen.

Am Ende des Ratgebers finden Sie eine entsprechende Vorlage, in die Sie Ärzte und Kliniken eintragen können.

Sinnvoll: Das Medikamenten-Tagebuch

Damit Sie jederzeit den Überblick über die Einnahme Ihrer Medikamente haben, ist es ratsam, genau Buch zu führen. Verwenden Sie dafür die Vorlagen am Ende des Ratgebers.

Ihre persönlichen Wohlfühlberichte

PD Dr. W. Häuser, Saarbrücken; Ulf Steder-Neukamm, Kerpen

Morbus Crohn oder Colitis ulcerosa werden Sie als chronische Erkrankungen begleiten. Zeit spielt eine wichtige Rolle im Erleben der Erkrankung. Manche Ereignisse sind schnell vergessen, andere bleiben in Ihrer Erinnerung. Nicht nur Medikamente, Laborergebnisse, Untersuchungen oder chirurgische Eingriffe prägen das Leben mit einer chronisch entzündlichen Darmerkrankung. Genauso wichtig sind die Schwankungen im alltäglichen Wohlbefinden, Schritte und Rückschritte der Erholung und Gesundung. Ihr ganz persönlicher Umgang mit der Erkrankung ist etwas, das Sie beeinflussen können.

Das Format, das wir für diese Tagebuchblätter gewählt haben, soll Ihnen zweierlei ermöglichen: Einerseits möchten wir Ihnen helfen, sich im Alltag an die Dinge zu erinnern, die Sie im Kapitel »Wohlbe-finden für Körper und Seele« finden. Andererseits möchten wir Ihnen ein Raster an die Hand geben, das Sie verwenden können, um Beschwerden und Krankheitszeichen, die mit der Darmerkrankung in Zusammenhang stehen, eine Zeit lang zu beschreiben.

Für viele Menschen ist es nicht gut, die eigene Krankheit täglich und ganz genau zu beobachten, denn das vergrößert häufig ihr Leiden. Verwenden Sie die Tagebuch-blätter in solchen Zeiten, in denen Sie einen Nutzen davon haben. Achten Sie möglichst oft auf »Wohlfühlelemente«. Nutzen Sie die krankheitsbezogene Selbstbeobachtung etwa dann, wenn Sie das Gefühl haben, dass ein Schub sich ankündigt, eine Besserung nicht vorangeht, Beschwerden in regelmäßigen oder unregelmäßigen Abständen wiederkehren – denn dann kann ein Beschwerden-Tagebuch eine gute Grundlage für das Arztgespräch sein. Die Vorlagen für das Tagebuch finden Sie am Ende des Ratgebers.

Glossar

Anne Eceterski, Frankfurt a. M.,
Thomas Werner Hackländer,
Berlin

Begriffe, die Ihr Arzt verwenden könnte oder die Sie in der Fachliteratur finden, werden im Folgenden verständlich erklärt.

Abdomen Bauch

Abszess Abgekapselte Eiteransammlung, die vor allem bei Morbus-Crohn-Betroffenen entstehen kann, etwa im Bauchraum, im Bereich des Mastdarmes oder des Afters.

Akupunktur Heilbehandlung der Traditionellen Chinesischen Medizin, bei der feine Nadeln aus Edelmetall in bestimmte Hautstellen gestochen werden.

Alkalische Phosphatase (AP) Eiweißstoff (Enzym) in Leber, Knochen, Dünndarmschleimhaut und Gallenwegen, erhöhte Werte bei Leber-/Gallenerkrankungen

Allergie Überempfindlichkeit gegenüber bestimmten Stoffen

Analgetikum schmerzlinderndes Medikament

Anamnese Vorgeschichte einer Krankheit

Anämie Blutarmut; Verminderung der Zahl der roten Blutkörperchen und/oder des Hämoglobingehaltes (roter Blutfarbstoff)

Anastomose operativ angelegte neue Verbindung z. B. zwischen zwei Darmschlingen

Antigen Jede Substanz, die von außen kommt und dem Körper »fremd« erscheint; regt das Immunsystem zur Bildung von Antikörpern an.

Antikörper Substanzen, die das Immunsystem als Abwehrreaktion auf eingedrungene Fremdkörper (Antigene) bildet und die sich gezielt gegen dieses Antigen richten.

anti-TNF-α-Antikörper Antikörper, die den entzündungsfördernden Tumor-Nekrose-Faktor-alpha (TNF-α) hemmen, zur Gruppe der Biologika gehörig.

Antiphlogistikum entzündungshemmendes Medikament

Antirheumatikum Medikament zur Therapie von entzündlich-rheumatischen Erkrankungen

Apherese Verfahren, um Zellen aus dem Blut herauszufiltern.

Arthralgien Schmerzen in den Gelenken

Arthritis entzündliche Gelenkerkrankung

Autogenes Training Übungen zur Entspannung durch Selbstbeeinflussung

Autoimmunität entzündliche Reaktion gegen körpereigenes Gewebe

Bilirubin Abbauprodukt des roten Blutfarbstoffs Hämoglobin

Biologika Neue, auf der Wirkweise von Antikörpern aufbauende Medikamente, die gezielt in ein Krankheitsgeschehen eingreifen sollen.

Biopsie Gewebeprobe

Blutbild Bestimmung der Zahl von roten und weißen Blutkörperchen sowie Blutplättchen in einer Blutprobe

Blutsenkungsgeschwindigkeit (BSG) Geschwindigkeit, mit der sich feste Blutbestandteile (rote und weiße Blutkörperchen) von nicht festen (Serum) trennen; unspezifisches Maß für Entzündungsvorgänge im Körper.

CED Abkürzung für chronisch entzündliche Darmerkrankung(en), Sammelbegriff insbesondere für Morbus Crohn und Colitis ulcerosa

Cholangitis, primär sklerosierende (PSC) Begleiterkrankung an Leber und Galle bei Betroffenen mit chronisch entzündlichen Darmerkrankungen; Entzündungen und Vernarbung der kleinen in der Leber gelegenen und/oder größerer außerhalb der Leber gelegener Gallengänge führen zur Einengung der Gallenwege und einem Gallestau (Cholestase), die die Leber schädigen.

Coecum/Zökum Anfang des Dickdarms; Blinddarm

Colitis Dickdarmentzündung

Colitis ulcerosa Dickdarmentzündung mit geschwürigen Darmwandschäden

Computertomografie Rechnergestützte Röntgenuntersuchung, bei der Schnittbilder dargestellt werden können und mit der Organe dreidimensional gezeigt werden können.

Coping Krankheitsbewältigung

Dehydration Flüssigkeitsmangel, Abnahme der Körperflüssigkeit durch gesteigerte Wasserabgabe ohne entsprechende Zufuhr

Diarrhö Durchfall

Differenzialdiagnose bewertende Betrachtung von zwei oder mehr Krankheiten als Ursache der bei einem Patienten vorliegenden Krankheitszeichen

Dilatation Künstliche Erweiterung (von Körperhöhlen); Verfahren, um Engstellen zu erweitern.

Drainage Ableitung von Flüssigkeitsansammlungen wie Wundsekret, Blut oder Eiter aus Operationswunden, Körper- oder Wundhöhlen durch einen Drain (Gummi-, Kunststoffröhrchen, -schlauch o. Ä.)

E. coli Nissle 1917 Escherichia coli Stamm Nissle 1917, probiotischer Wirkstoff (Mutaflor®), der bei der Colitis ulcerosa bei der Aufrechterhaltung der Ruhephase helfen kann.

Emulgieren Einen Stoff in einer Flüssigkeit verteilen.

Endoskop Instrument, das mit Lichtquelle und optischem System ausgestattet ist und der Untersuchung von Körperhöhlen dient.

Endoskopie Spiegelung von Körperhöhlen oder Hohlorganen (Speiseröhre, Magen, Zwölffingerdarm, Dickdarm) mit einem Endoskop

Entspannungstherapie Sammelbegriff für verschiedene Methoden zur Entspannung der Muskulatur, zur Angstbekämpfung und zur Steigerung der körpereigenen Abwehrkräfte

Enzym Eiweißstoffe, die den Stoffwechsel des Organismus steuern.

Episkleritis Entzündung im Bereich des Bindegewebes zwischen Lederhaut und Bindehaut am Auge

Endoskopisch retrograde Cholangio-(Pankreatiko)-Grafie (ERC[P]) Röntgenuntersuchung der Gallenwege (und gegebenenfalls der Bauchspeicheldrüse) mithilfe eines Kontrastmittels, das mit einem Endoskop (→ Endoskopie) über den Mund in den Körper eingebracht wird; dabei können gleichzeitig z.B. verengte Gallengänge geweitet werden in der Diagnostik der primär sklerosierenden Cholangitis (PSC).

Erythrozyten rote Blutkörperchen

Erythema nodosum Knotenrose; schmerzhafte knotige Hautveränderung, besonders an den Unterschenkeln; Begleiterscheinung beim Morbus Crohn

Evaluation Bewertung, Beurteilung

Extraintestinal außerhalb des Darmes

Fistel Abnormer röhrenförmiger Gang, der von einem Hohlorgan ausgeht; beim Morbus Crohn vor allem Fisteln vom Darm zur Haut oder zu anderen Hohlorganen.

Flatulenz Blähungen, Winde

Folsäure Vitamin; wichtig für das Wachstum und die Vermehrung von Zellen sowie für die Blutbildung

γ-GT/gamma-GT/GGT Gammaglutamyltransferase, Eiweißstoff (Enzym), der bei Blutuntersuchungen zur Diagnostik von Leber-/Gallenerkrankungen verwendet wird.

Gastroskopie Untersuchung des Magens mit einem Endoskop, das über Mund und Speiseröhre eingeführt wird.

Gen Gene sind Erbanlagen, die auf den Chromosomen der Zellkerne als Informationseinheiten angeordnet sind.

Granulom Zellanhäufung in der Darmschleimhaut

Hämoglobin (Hb) roter Blutfarbstoff in den roten Blutkörperchen

Histologie Lehre von den Geweben des Körpers; bei der histologischen Untersuchung wird das entnommene Gewebe in sehr feinen Scheiben geschnitten und unter dem Mikroskop untersucht.

Ileitis Entzündung des Ileum

Ileostoma Künstlicher Darmausgang, bei dem der Dünndarm durch die Bauchdecke »ausgeleitet« wird.

Ileozökalklappe natürliche Klappe am Übergang zwischen dem letzten Dünndarmabschnitt und dem Dickdarm

Ileum unterer Dünndarmabschnitt

Ileus Darmverschluss

Immunsuppression Dämpfung des Immunsystems

Immunsupppressiva Medikamente, die das Immunsystem dämpfen.

Indeterminata Bei einer Colitis indeterminata ist nicht entscheidbar, ob ein Morbus Crohn oder eine Colitis ulcerosa vorliegt.

Interleukine Botenstoffe, die weiße Blutkörperchen bilden, mit denen Entzündungsprozesse gesteuert werden.

Iridozyklitis Entzündung der Regenbogenhaut und des Linsenmuskels

101

Jejunum Leerdarm; erster Meter des Dünndarms

Karzinom bösartige Gewebewucherung

Kernspintomografie bildgebendes Untersuchungsverfahren ohne Strahlenbelastung

Kolektomie Entfernung des Dickdarms

Kolon Dickdarm

Kolon ascendens aufsteigender Dickdarm

Kolon descendens absteigender Dickdarm

Kolon transversum Querdarm

Koloskopie Dickdarmspiegelung

Konglomerattumor entzündlich verbackene Darmschlingen; keine Gewebewucherung

Kortison Medikament, das antientzündlich wirkt; wird bei Morbus Crohn und Colitis ulcerosa bei hoher Krankheitsaktivität eingesetzt.

Laktose-Intoleranz Milchzucker-Unverträglichkeit

Leukozyten weiße Blutkörperchen; wichtig für alle immunologischen und entzündlichen Vorgänge

Leukozytose Vermehrung der weißen Blutkörperchen als Folge eines entzündlichen Prozesses

Magnetresonanztomografie (MRT)/Kernspintomografie Bildgebendes Verfahren zur Darstellung von Schnittbildern des Körpers, das nicht mit Röntgenstrahlen arbeitet, sondern mit Magnetfeldern und Radiowellen.

Malabsorption mangelhafte Aufnahme von Nahrungsstoffen im Darm

Manifestation Erkennbarwerden (von nicht sichtbaren Krankheiten und Erbanlagen)

Morbus Crohn Crohn-Krankheit, entdeckt von dem US-amerikanischen Gastroenterologen Burill B. Crohn

MR-Sellink-Untersuchung oder MR-Enterografie magnetresonanztomografische Untersuchungsmethode des Dünndarms

nichtsteroidale Antirheumatika (NSAR) oder -phlogistika, z. B. Diclofenac, auch selektive COX2-Hemmer

Obstipation Verstopfung

Okkultes Blut unsichtbares Blut im Stuhl

Osteopenie Abnahme der Knochendichte

Osteoporose Schwund des festen Knochengewebes mit Bruchgefahr

Palpation Ab- oder Austastung

Pancolitis vollständige Entzündung des Dickdarms

Pankreas Bauchspeicheldrüse; sie produziert verschiedene Enzyme, die zur Verdauung notwendig sind, und das Hormon Insulin.

Pankreatitis Bauchspeicheldrüsenentzündung

Parenterale Ernährung Ernährung direkt in die Blutbahn, das heißt den Verdauungstrakt umgehend (z. B. über einen Tropf).

Perforation Durchbruch, z. B. Magen- oder Darmdurchbruch

Perianalbereich Region rund um den Anus

Peristaltik Eigenbewegung von Magen und Darm, mit der zuerst der Nahrungsbrei und später dann der Darminhalt weiterbewegt wird.

Pouch aus Dünndarmschlingen geformtes Reservoir

Pouchitis akute Entzündung des Pouch

Probiotika lebende mikrobielle Nahrungszusätze wie z. B. die Bakterien Lactobazillus GG oder Escherichia coli Nissle

Proktitis Mastdarmentzündung

Prokto-Sigmoiditis (ulcerosa) (geschwürige) Entzündung von Mastdarm und S-Darm (Sigma)

Prophylaxe Vorbeugung

Psychosomatik Fachrichtung, die sich mit den Zusammenhängen zwischen seelischen Vorgängen und körperlichen Funktionen beschäftigt.

Pyoderma gangraenosum münzgroße Hautveränderung als Begleiterscheinung bei Morbus Crohn und Colitis ulcerosa

Rektum Enddarm

Remission vorübergehendes Nachlassen der Krankheitsbeschwerden

Resitenz Widerstand(sfähigkeit)

Resorption Aufnahme

Rezidiv erneutes Auflodern der Krankheitsaktivität

Sedierung Verabreichung von Beruhigungsmitteln

selektive COX2-Hemmer eine Gruppe von nichtsteroidalen Antirheumatika

Sigma S-förmig gekrümmter Teil des Dickdarms (S-Darm)

Sigmoidoskopie Endoskopie des Darmabschnittes, an dem der Dickdarm in einer Schleife in den Enddarm übergeht.

Sonografie Ultraschall-Untersuchung; bildgebendes Verfahren, bei dem energiereiche Schallwellen durch Gewebe, Tumoren, Blutgefäße und Knochen in unterschiedlicher Weise reflektiert werden.

Spondylarthropathie Wirbelsäulenerkrankung mit Beteiligung der kleinen Wirbelgelenke

Sprue Unverträglichkeit des Dünndarms gegenüber Gluten, einem Getreideeiweiß in Roggen, Weizen, Gerste, Hafer und Dinkel

Stenose Engstelle

Stoma künstlicher Darmausgang

Subileus Vorstufe zum Darmverschluss (Ileus)

Substitution Ersetzung (z. B. von Vitaminen und Mineralstoffen)

Symptom Krankheitszeichen

Terminales Ileum Übergang vom Dick- zum Dünndarm; letzter Abschnitt des Dünndarms

Thrombozyten Blutplättchen, die für die Blutgerinnung unerlässlich sind

Ulkus/Ulzera Geschwür vergl. »ulcerosa«

Ursodesoxycholsäure Natürliche Gallensäure, die u. a. der Verflüssigung von Gallen dient; in Deutschland z. B. unter dem Handelsnamen Ursofalk® oder Ursochol® erhältlich; wird zur Auflösung von Gallensteinen eingesetzt; zur Behandlung der primär sklerosierenden Cholangitis umstritten.

Uveitis anterior siehe Iridozyklitis

Viral durch Viren bedingt

Viren Kleinste Krankheitserreger, die keinen eigenen Stoffwechsel haben; sie sind auf eine Wirtszelle angewiesen, um sich weiter vermehren zu können.

Viszeral Eingeweide

Zöliakie siehe Sprue

Wohlfühltagebuch

Datum	Wohlbefinden	Beschwerden			
		Stuhlgang – Häufigkeit/Beschaffenheit (wässrig/weich/fest, mit Blut, mit Schleim)	Bauchschmerz	Fieber	Notizen

Beispiel:

Datum	Wohlbefinden	Beschwerden		Fieber	Notizen
		Stuhlgang – Häufigkeit/Beschaffenheit (wässrig/weich/fest, mit Blut, mit Schleim)	**Bauchschmerz**		
1.1.14	Habe gut für mich gesorgt	4 × tagsüber, 3 × nachts	leicht		
2.1.14	Habe viel gelacht	5 × Blut im Stuhl	stark, kurz nach Mittagessen		
3.1.14	Habe mich entspannt				1 kg abgenommen, 57 kg
5.1.14	Habe mich erholt				

105

Medikamenten-Tagebuch

Name des Medikaments	Wirkstoff									ab wann	bis wann	Dosierung	Notizen
	Kortison	Salizylate	Klassische Immunsuppressiva	Biologicals (Antikörper)	Antibiotika, Durchfall-mittel, Schmerzmittel	Probiotika	Vitamine und Spurenelemente	Komplementäre Methoden					

Beispiel:

Name des Medikaments	Wirkstoff										ab wann	bis wann	Dosierung	Notizen
	Kortison	Salizylate	Klassische Immunsuppressiva	Biologicals (Antikörper)	Antibiotika, Durchfall-mittel, Schmerzmittel	Probiotika	Vitamine und Spurenelemente	Komplementäre Methoden						
z. B. Budenofalk (Budesonid)	×										02.04.	10.06.	60 mg/Tag	
z. B. Paracetamol					×						13.04.		1 Tablette	
z. B. Imurek (Azathioprin)			×								23.04.		150 mg	
…														

Die Deutsche Morbus Crohn/Colitis ulcerosa Vereinigung

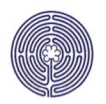

Die Deutsche Morbus Crohn/Colitis ulcerosa Vereinigung – DCCV – e.V. ist eine Selbsthilfeorganisation von und für Menschen mit einer chronisch-entzündlichen Darmerkrankung (CED) mit über 20 000 Mitgliedern. Die DCCV bietet Beratung und Informationen zum Leben mit CED an sowie sozialrechtliche Unterstützung bis zum Rechtsschutz. Sie setzt sich darüber hinaus für die Verbesserung der Versorgung der Patienten ein und fördert aktiv die Forschung zu CED. Folgende Mitarbeiter sind Mitautoren dieses Buches: Anne Eceterski (seit 1997 ehrenamtlich in der DCCV tätig), Dr. Martina Groß (Dipl.-Psych., Referentin Beratung), Thomas Werner Hackländer (M.A., Referent Medien und Öffentlichkeitsarbeit), Tobias Hillmer (M.A., Referent Sozialrecht und Politik), Ulf Steder-Neukamm (niedergelassener Facharzt für Allgemeinmedizin) und Christine Witte (Dipl.-Psych., Referentin Wissenschaft).

Die Autoren

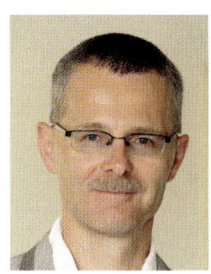

PD Dr. med. Winfried Häuser ist Arzt für Innere Medizin, Psychosomatische Medizin und Spezielle Schmerztherapie. 1990–1998 war er Oberarzt der Medizinischen Klinik II (Gastroenterologie) der SHG-Klinik Völklingen. Seit 1998 ist er Oberarzt und Ärztlicher Leiter des Schwerpunktes Psychosomatik der Klinik Innere Medizin 1 des Klinikums Saarbrücken. Seine Schwerpunkte sind: Psychosomatik in der Gastroenterologie sowie Hepatologie und Schmerzmedizin.

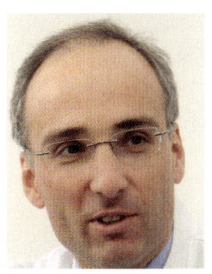

Prof. Dr. med. Jörg Hoffmann M.A. ist Internist, Gastroenterologe, Diabetologe, Rheumatologe, Palliativmediziner, ESMO-zertifizierter Onkologe, ernährungsbeauftragter Arzt und Master of Arts (Management von Gesundheitseinrichtungen). Seit 2007 ist er Chefarzt der Medizinischen Klinik I am St. Marien- und St. Annastiftskrankenhaus, Ludwigshafen. Er ist Sprecher des Beirats der DCCV.

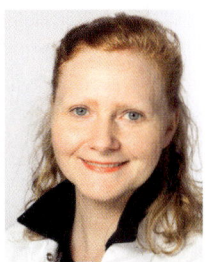

Prof. Dr. med. Tanja Kühbacher ist Fachärztin für Innere Medizin und Gastroenterologie. Seit 2012 ist sie Chefärztin für Innere Medizin mit Schwerpunkt Gastroenterologie am Asklepios Westkrankenhaus in Hamburg-Rissen und der dortigen Hochschulambulanz der Christian-Albrechts-Universität zu Kiel (CAU). Sie forscht zu chronisch entzündlichen Darmerkrankungen, ist Mitglied des Exzellenzcluster Entzündungsforschung und ehrenamtlicher Vorstand der Stiftung Darmerkrankungen.

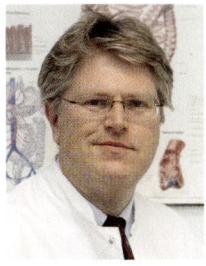

Prof. Dr. Max Reinshagen ist Chefarzt der Medizinischen Klinik I (Gastroenterologie und Endokrinologie) des Klinikums Braunschweig. Sein klinischer Schwerpunkt: Chronisch entzündliche Darmerkrankungen. Er hat wissenschaftliche Arbeiten zur Regulation von chronischer Entzündung im Darm durch das enterische Nervensystem, Osteoporose bei CED und zum Azathioprin-Stoffwechsel in der Therapie von CED veröffentlicht. Er ist Mitglied im Beirat der DCCV.

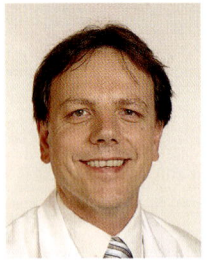

Prof. Dr. Dr. Gerhard Rogler ist Gastroenterologe und Hepatologe. Er war von 2003 bis 2007 Professor für Gastroenterologie und Hepatologie an der Universität Regensburg und ist seit 2007 Professor für Gastroenterologie und Hepatologie an der Universität Zürich. Über viele Jahre war er Vorsitzender des Kompetenznetz Chronisch entzündliche Darmerkrankungen in Deutschland. Seit 2010 ist er nun Leiter der Schweizer Kohortenstudie »Swiss Inflammatory Bowel Disease Cohort Study«. Er ist Mitglied des Scientific Committee der European Crohns and Colitis Organization (ECCO) und der International Organization for IBD Research (IOIBD).

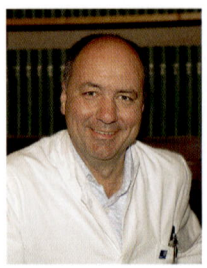

Prof. Dr. med. Stefan Schreiber ist seit 2009 Direktor der Medizinischen Klink I mit den Schwerpunkten Gastroenterologie, Hepatologie, Pneumologie, Rheumatologie, Infektiologie, Endokrinologie, Adipositas, Ernährungs- und Altersmedizin am UKS-H, Campus Kiel und Direktor des Instituts für Klinische Molekularbiologie der Christian-Albrechts-Universität zu Kiel (CAU). Neben dem Hauptforschungsschwerpunkt CED bildet die Altersforschung einen seiner Schwerpunkte. Er ist Sprecher des Beirats der DCCV.

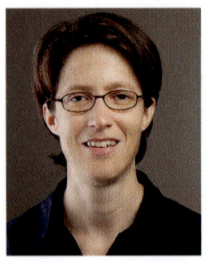

Univ.-Prof. Dr. med. Britta Siegmund ist Internistin und Gastroenterologin. Von 2002–2007 war sie Emmy-Noether-Nachwuchsgruppenleiterin und Assistenzärztin, von 2007 bis 2011 Oberärztin und seit 2012 Heisenberg-Professorin, stellvertretende Klinikdirektorin sowie kommissarische Klinikleitung. Sie ist Mitglied im Beirat der DCCV.

SERVICE

Liebe Leserin, lieber Leser,

hat Ihnen dieses Buch weitergeholfen? Für Anregungen, Kritik, aber auch für Lob sind wir offen. So können wir in Zukunft noch besser auf Ihre Wünsche eingehen. Schreiben Sie uns, denn Ihre Meinung zählt!

Ihr TRIAS Verlag
E-Mail Leserservice: heike.schmid@medizinverlage.de
Lektorat TRIAS Verlag, Postfach 30 05 04, 70445 Stuttgart, Fax: 0711-8931-748

Register